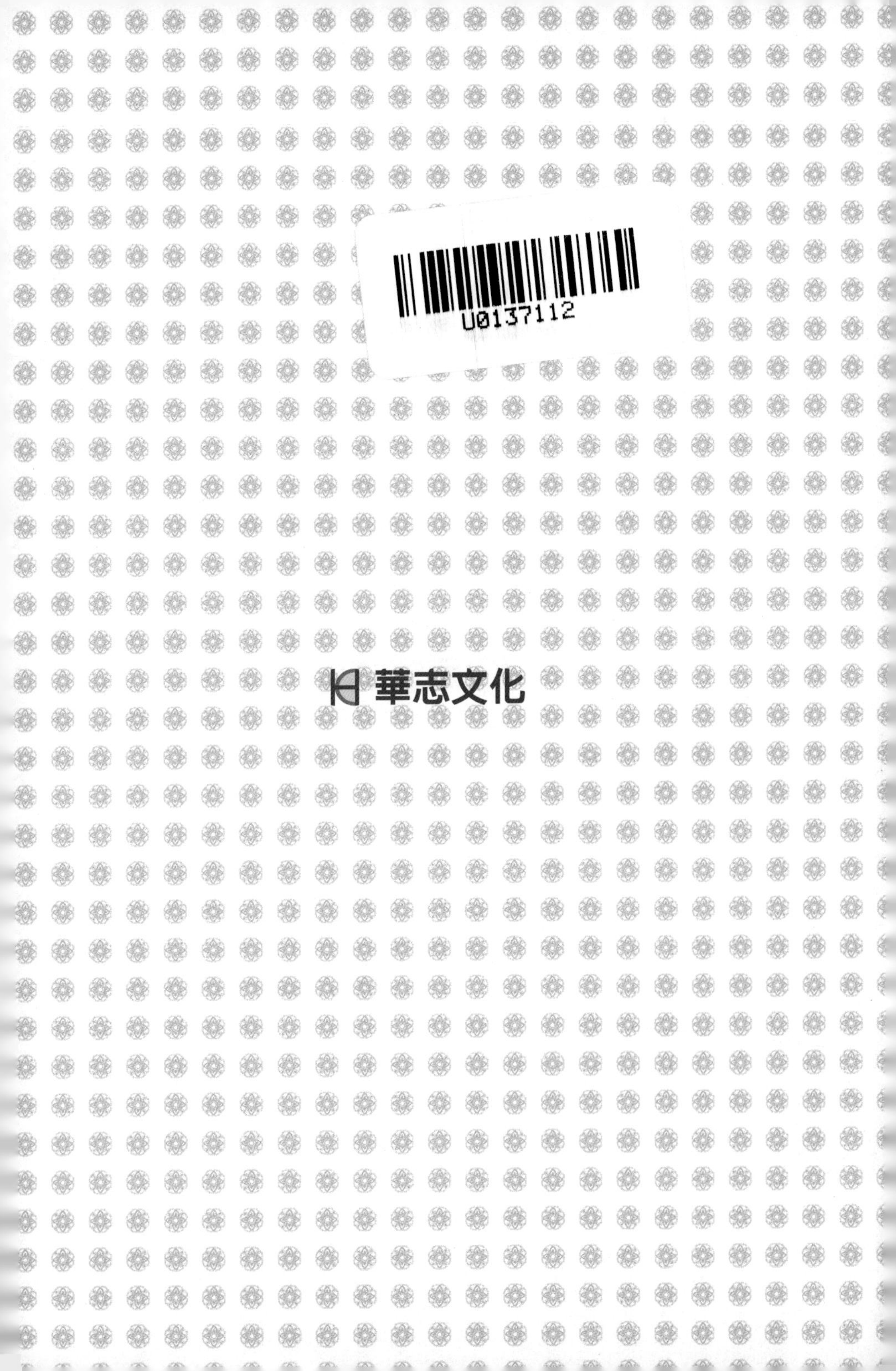
U0137112
華志文化

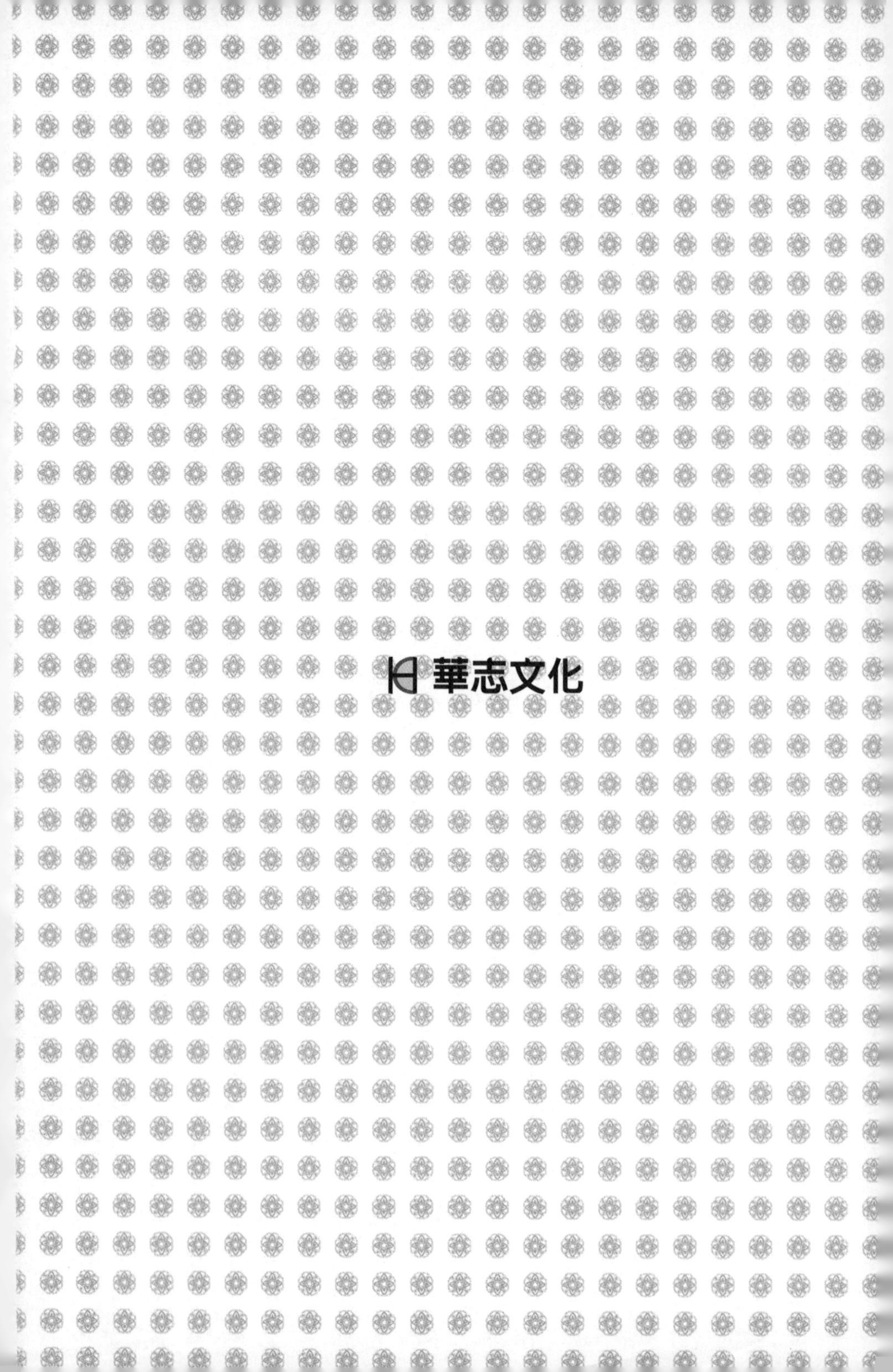
華志文化

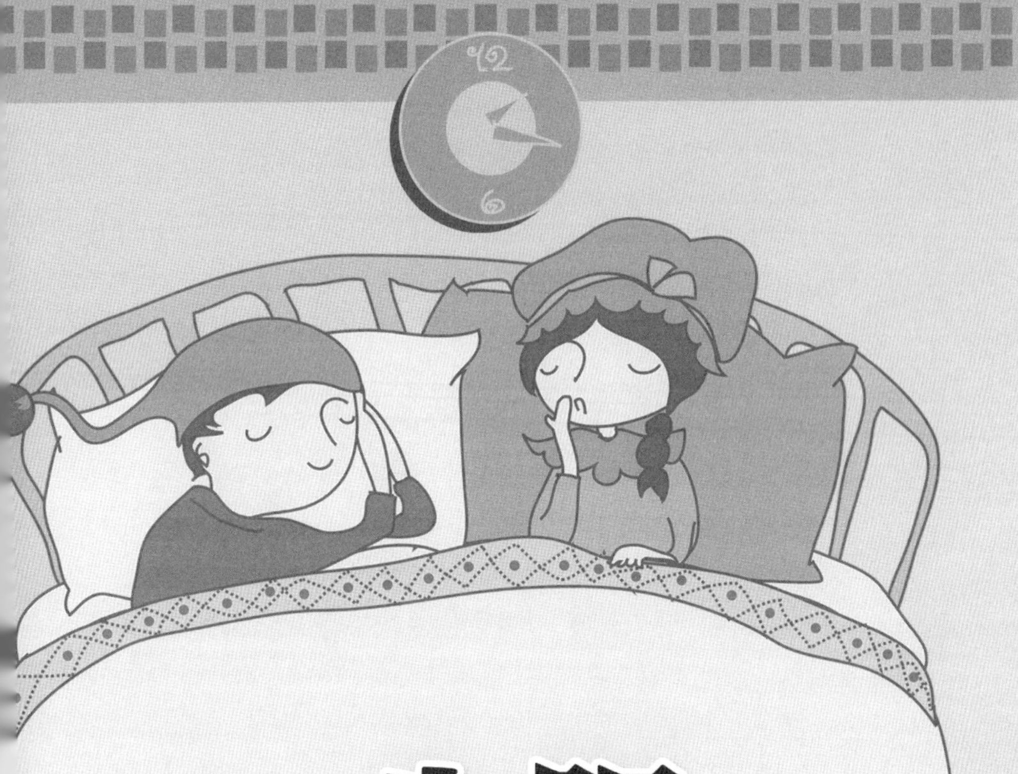

應對失眠的簡單療癒疑問巧答100

前 言：失眠症的 Q & A 大解密

睡眠是如此之神奇，自然而然成為我們人體生理週期必不可少的一個構成部分，直至現在科學對睡眠的認識仍然停留在很淺的層面。但現代人的生活日漸優渥，營養過剩，繼而產生了許多失眠症狀出來，為此本社特別要請專業醫師針對失眠的大眾讀者，書寫本書以幫助其渡過此病症。

本書作者收集了，如何應對失眠的疑問巧答 100 個方法，簡單實用有效，一書在手方便自如，走入家庭問題明確。簡單的解決現代人的失失眠困擾。

本書簡要介紹了正常睡眠的生理功能，失眠的病因和危害性，失眠的臨床類型和診斷方法，以及失眠的中醫辨證分型和睡眠品質的自我評價等知識；重點推薦了按摩、運動、藥枕、飲食、耳壓、艾灸、拔罐、貼敷、沐浴、健身球、刷浴、情志調節、起居調攝等治療失眠的 100 種自然療法。其內容通俗易懂，方法簡便易行，是失眠患者家庭治療和自我調養的常備用書。

為讓讀者體會「失眠」知識，編者特別編排淺顯的文字，並配合相關的插圖，來提高失眠患者的注意，進一步關心自己的身體，並利用書中 100 個問答知識，提早預防、診斷及治療的參考，以有效增進失眠的養護工作。

本書是面向大眾的醫學圖書，全書以臨床失眠患者提問為基礎，醫生用通俗易懂的醫學知識進行了解答。全書圖文並茂，通俗易懂，由淺入深。使讀者從中受益無窮，快速擺脫失眠的痛苦。

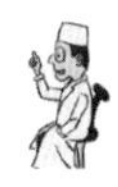

目 錄

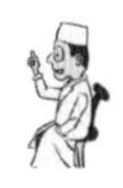

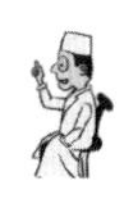

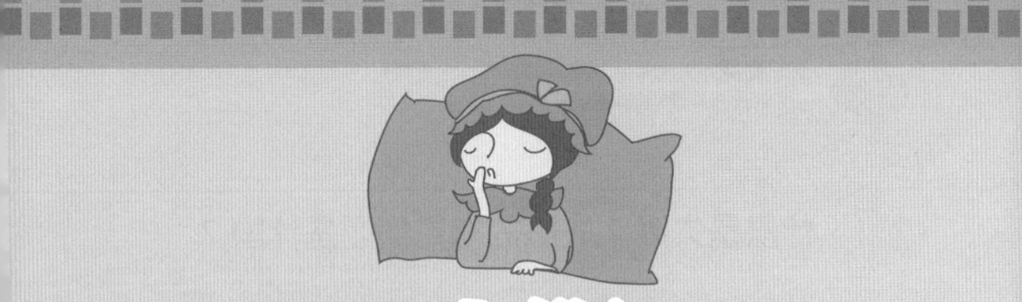

應對失眠的
簡單療癒疑問巧答100

失眠是指長時間持續睡眠品質不佳，常常感覺睡眠時間減少、睡眠深度表淺、精神及體力恢復不滿意等，屬於慢性睡眠障礙，是臨床最常見的症狀和主訴之一。

長期失眠將導致免疫力下降，百病叢生，不僅影響工作效率，更傷害健康與生活品質，不可不防。

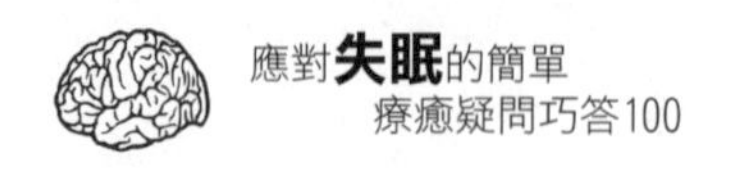

1、什麼是失眠？失眠的常見病因是什麼？

失眠是指長時間持續睡眠品質不佳，常常感覺睡眠時間減少、睡眠深度表淺、精神及體力恢復不滿意等，屬於慢性睡眠障礙，是臨床最常見的症狀和主訴之一。失眠可以指入睡困難（起始睡眠）、易醒（持續睡眠），也可指患者感覺未得到充分的休息。由於每個人對睡眠的要求不同，所以不能用平均睡眠時間的統計學方法作為診斷失眠的標準。失眠發病率佔人群的 20% ～ 40%，多見於老年人和婦女，但是只有少數人察覺到睡眠不足、追求醫療幫助或使用睡眠藥以解除這種煩惱。診斷失眠是以睡眠障礙為唯一的症狀，主要包括入睡困難、經常覺醒或多夢、清晨早醒、醒後不易再睡等。失眠症狀的嚴重程度是以每週至少發生 3 次為限，病程的標準以持續 1 個月以上為界限。失眠常引起病人苦惱，覺得白天疲憊，學習或工作效率下降，甚至妨礙社會功能。由於病人出現憂慮或恐懼心理，上床前就擔心會失眠，故造成惡性循環，可使失眠更趨嚴重。

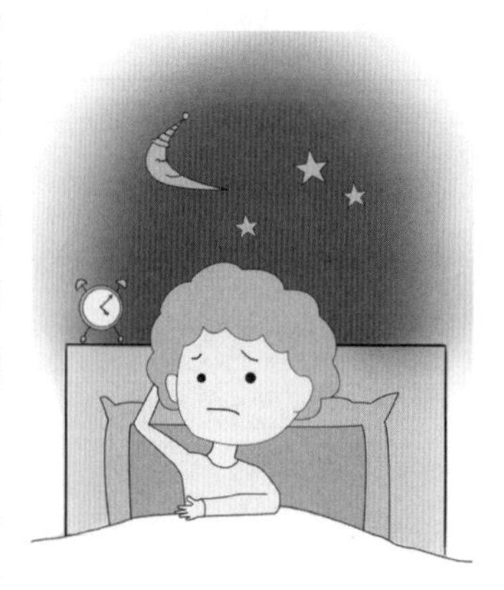

失眠的病因多種多樣，可以由精神心理和身體疾病引起，一般分為四類：①軀體因素：如關

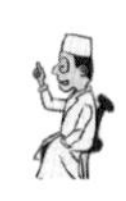

節痛、肌痛、心悸、氣短、尿頻、頻頻咳嗽和咳痰、飲酒、吸毒、睡眠中肌陣攣、瘙癢不止或腿部不安症候群等均可導致失眠，睡眠呼吸暫停綜合症、睡眠－覺醒節律紊亂等都能使病人夜間易醒，影響睡眠品質，病人通常並不意識存在疾病，必須由醫生確立診斷。②環境因素及不良睡眠習慣：如臥室內強光、噪音、過冷、過熱等都使人難以安睡，旅行時差的變換、車船飛機上睡眠環境突變也易引起失眠。不良睡眠習慣如睡眠時間無規律、午睡和臥床時間過多、睡前讀小說、觀看情節複雜的影視劇、強體力或腦力活動、飲用咖啡和飲酒等。③精神心理因素：焦慮、抑鬱常伴失眠，正常人可發生，但為短暫性。焦慮症病人多為入睡困難和易醒，入睡潛伏期多超過 30 分鐘，夜裡醒 2 次以上。抑鬱症病人以清晨早醒為主，半夜或凌晨醒來，多思考不愉快經歷或事件，使抑鬱更加重。④藥物因素：如中樞興奮劑苯丙胺、利他林、咖啡鹼、麻黃素、氨茶鹼等可引起失眠，酒精、巴比妥類及其他鎮靜藥戒斷也可以引起失眠。

養生三字經

人到老，莫煩惱，憂愁多，催人老。
常鍛鍊，抗衰老，量力行，勿過勞。
經常笑，變話少，心胸寬，壽自高。
善交往，廣愛好，心情暢，睡眠好。
遇事忍，不急躁，多謙讓，少煩惱。

調飲食，莫過飽，身體健，疾病少。
心不順，嚐花草，聽音樂，怒氣消。
勤動筆，讀書報，常用腦，記憶好。
三字經，要記牢，保健康，樂陶陶。

2、失眠的類型有哪些？

根據病因，失眠可分為兩種常見的類型：特發性失眠和繼發性失眠。

(1)特發性失眠：是指由於正常睡眠機制原發性異常所致的長期失眠，與心理因素或身體疾病無明顯關係。病人長期處於夜間睡眠障礙，忍受部分性睡眠被剝奪，需要服用各種藥物來維持睡眠，這種病人可以有很大的心理障礙。

(2)繼發性失眠：也稱為環境性失眠，繼發於內科或心理疾病，常由於疼痛、焦慮或抑鬱等引起，如夫妻爭吵、人事關係、工作問題、性矛盾衝突的內疚、對自身健康關注和擔憂、藥物濫用和戒斷等，這種失眠通常較短暫。簡單的對症措施不能見效的失眠往往由於嚴重情感障礙如抑鬱症所致，如果沒有心理問題應

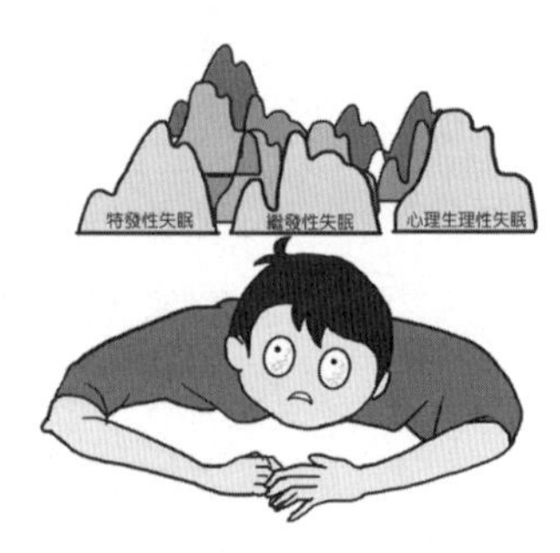

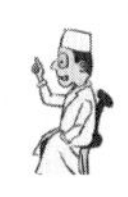

考慮身體疾病原因。內科疾病所導致的失眠在相當一部分人身上表現出關節和脊柱疼痛，以及消化性潰瘍或癌症所致腹部不適、肺和心血管功能失代償、腿部不安症候群等。情緒激動、興奮使肌肉緊張可減輕困倦而導致失眠，陌生環境或床鋪也可引起，主要表現為入睡困難。

美國國立衛生研究院（1983）提出失眠分為短暫、短期、長期失眠三種。

⑴短暫失眠：是指由於突發的情景性緊張，如住院治療或手術、乘飛機旅行等使睡眠發生障礙，通常只持續數日。

⑵短期失眠：也與外界因素引起的緊張狀態有關，持續可達 3 週。常見原因為失戀、工作壓力、面臨考試、夜班和乘飛機遠端旅行時差變化引起生理節奏紊亂等，服用某些興奮劑如苯丙胺、咖啡因，飲酒和吸菸戒斷等也可引起。

⑶長期失眠：持續 3 週以上，1/3 ～ 1/2 的患者由於某種潛在精神障礙引起，尤其是重度抑鬱症，長期飲酒和藥物依賴是成年患者長期失眠的第二位原因，其他原因包括關節痛、神經痛及各種類型的頭痛、睡眠呼吸暫停、夜間肌陣攣發作和腿部不安症候群等。慢性疼痛患者夜間入睡時疼痛常會加劇，因為此時外界環境刺激減少，注意力更集中於身體內部。某些心絞痛和心律不齊患者甚至不敢睡覺，擔心睡眠時疾病發作而孤立無援。

根據發病機制，可分為心理生理性失眠和其他常見的失眠。

⑴心理生理性失眠：是患者過分地注意睡眠問題而引起的失眠。任何原因引起的情緒應激均可誘發失眠，常發生於精神創傷（如生活突發事件）、患病或工作挫折時，由於患者過分地關注睡眠問題而不能入睡，產生軀體緊張和習得性阻睡聯想，這兩種因素互為強化而干擾睡眠。隨時間延長患者關注程度逐漸強烈，睡一個好覺成為期盼和奢望。抑鬱、疼痛、入睡環境干擾或工作變動可成為習得性阻睡聯想的誘因，當這些因素消除後，失眠可能依然存在或逐漸出現低品質睡眠。

⑵其他常見的失眠：包括抑鬱障礙相關性失眠、焦慮障礙相關性失眠、睡眠調節性障礙、主觀性失眠、強制入睡性睡眠障礙、入睡相關性障礙、藥物戒斷性及反跳性失眠、意識模糊和譫妄狀態等。

3、如何應對情緒低落導致的失眠？

當今社會競爭激烈，工作和社會生活節奏的加快使睡眠障礙發病率不斷增高，許多人的睡眠問題是繼發於心理疾病，其中，情緒低落往往容易影響睡眠並導致失眠。這種情況的突出表現是睡眠品質下降、缺乏動力，常常感覺高興不起來、心情壓抑、對任何事都提不起興趣，感到索然無味、悲傷、沮喪、孤獨感、疲勞無力、注意力不集中、學習能力

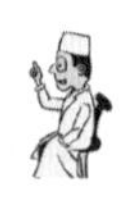

下降，對工作缺乏熱情和信心，對未來悲觀失望，自我評價過低，自信心下降，對周圍環境冷淡，疏遠親朋好友。情緒低落時可同時伴有各種身體不適的症狀，如心悸、胸悶、食欲不振、疼痛、腹部不適、便祕、多汗等等。

由於情緒低落而導致的失眠，其治療是非常重要的，應對方法主要是如下幾點：

⑴心理治療：首先我們要從觀念上改變對於睡眠和失眠的理解和態度的偏差，應該知道睡眠減少或者失眠是由於情緒低落以及可以治療的軀體疾病所導致的，並沒有任何嚴重的後果，所以要積極改善情緒，積極改善睡眠。有些人失眠時常常以 8 小時作為睡眠好壞的標準，否則即使晨起後精力充沛，也認為沒睡好，這種認識是不正確的，應糾正患者對失眠的錯誤觀念，8 小時只是人類的平均睡眠時間，對於每個人來講並不是「金標準」。雖然睡眠時間減少，只要第二天感覺精神與體力充沛，就不是失眠。對於很多人來說，有親屬和朋友因情緒低落導致失眠的情況時，都必須重視和強調心理治療，給予提供發洩情緒低落的機會以減輕痛苦，幫助恢復正常的睡眠。

⑵糾正不良睡眠習慣：應建立良好的睡眠衛生習慣，學會控制和糾正各種影響睡眠的行為與觀念。包括：①作息時間規律，無論前一天晚上何時入睡，早晨都應該按時起床，週末和假日也該保持固定的上床和起床時間；②睡前做散步等適度運動；③不要在床上閱讀、看電視等；④睡眠環境安

全、舒適、安靜和溫度適宜，避免噪音和亮光；⑤晚餐後不宜飲酒、咖啡、茶和吸菸，晚餐不宜過飽，某些人入睡前飲用適量溫牛奶會有助於睡眠。⑥上床 20 分鐘後若仍睡不著，起來做些單調的事情，等到有睡意後再上床；睡不著時不要經常看鐘；⑦盡量避免白天小睡、午睡或臥床。

(3)藥物治療：前兩種辦法效果差時，可就診於醫院在醫生指導下選用藥物治療。藥物治療應該與心理治療、適當的體育鍛鍊同時進行。不同類型的失眠選用藥物不同，由於個體差異選用藥物種類和用藥劑量都應該個體化，故我們在使用鎮靜安眠藥時應嚴格按照醫囑進行，對於情緒低落的抑鬱症患者應該警惕其自殺傾向，其次應當定期門診複查和進行必要的化驗檢查，注意藥物的副作用，尤其是肝腎功能有減退的患者。

4、如何應對焦慮所導致的失眠？

我國最新的統計資料顯示，失眠發病率高達 40% 以上，其中相當一部分人是由於焦慮所致。失眠給全球經濟、環境和人類的生命安全帶來的影響是極其巨大的，美國三哩島核電站洩漏事故、前蘇聯車諾比核電站爆炸事故和美國「挑戰者號」太空梭爆炸等，均與操作者失眠或睡眠不足有關。焦慮所導致的失眠主要表現是以入睡困難為主。青年期發病，

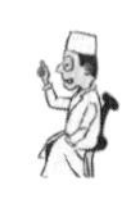

中年期逐漸增多，女性多見，約佔失眠患者的15%，表現為愈不能入睡時愈試圖使自己睡著，愈接近睡眠時愈顯得興奮或焦慮，從而形成惡性循環。

對於焦慮所導致的失眠應對辦法如下：

⑴明確失眠原因有助於採取針對性的治療措施：焦慮導致的失眠常常有其他不適的症狀，如急躁、情感壓抑、易疲勞、消極，注意力、警覺和對食物的關注度下降。焦慮症狀不好判別時可就診醫院做「心理測試」量表檢查以進一步明確，以對症治療。

⑵心理治療：首先我們得從觀念上根本改變對於失眠的錯誤理解和態度上的偏差，應充分認識到焦慮導致的失眠是一種不良的情緒反應對身體造成的傷害，會影響精神健康狀態，對我們正常的生活帶來很多的不利影響，所以應盡可能的自我調解情緒反應，學習放鬆精神和身體的方法，積極改善失眠，積極改善睡眠。①增加自信。自信是治癒神經性焦慮的必要前提。一些對自己沒有自信心的人，對自己完成和應付事物的能力是懷疑的，誇大自己失敗的可能性，從而憂慮、緊張和恐懼，出現睡眠障礙。應該相信自己每增加一次自信，焦慮程度就會降低一點，恢復自信，也就是最終驅

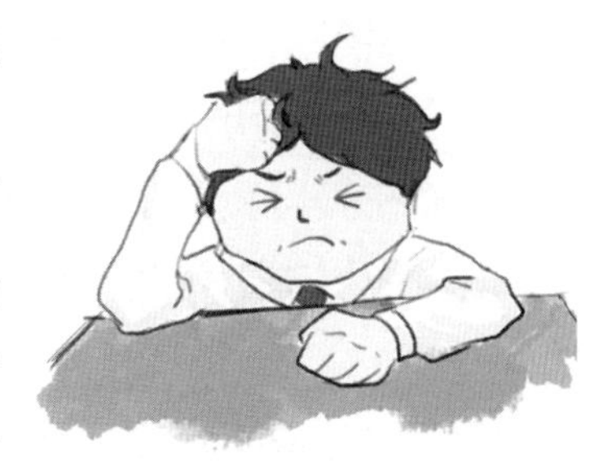

逐焦慮，改善失眠。②學會自我放鬆，也就是從緊張情緒中解脫出來。比如：你在精神稍好的情況下，去想像種種可能的危險情景，讓最弱的情景首先出現，並重複出現，你慢慢便會想到任何危險情景或整個過程都不再體驗到焦慮，此時便算終止，放鬆心情會逐漸改善失眠狀態。③自我反省。有些神經性焦慮是由於患者對某些情緒體驗或欲望進行壓抑，壓抑到潛意識中去了，但它並沒有消失，仍潛伏於我們的潛意識中，因此便產生了病症。發病時你只知道痛苦焦慮，而不知其因。因此在此種情況下，你必須進行自我反省，把潛意識中引起痛苦的事情訴說出來，必要時可以發洩，發洩後症狀一般可消失。④保持樂觀。當你缺乏信心時，不妨想像過去的輝煌成就，或想像你成功的景象。你將很快地化解焦慮與不安，恢復自信。⑤轉移注意力。假使眼前的工作讓你心煩緊張，你可以暫時轉移注意力，把視線轉向窗外，使眼睛及身體其他部位適時地獲得放鬆，從而暫時緩解眼前的壓力。你甚至可以起身走動，暫時避開低潮的工作氣氛。情緒平穩了，焦慮減輕了，入睡困難即可以得到明顯的緩解。

心理專家指出，克服焦慮症所導致的失眠最有效的方法，關鍵在於自我的堅持與努力，這是一種心理疾病，想治癒，還需從根本上解開患者的心病，還需長期的維持式自我調節。

(3)藥物治療：焦慮症狀明顯時可在醫生的指導下使用鎮靜安眠藥，針對入睡困難可選用誘導入睡作用快速的藥物，

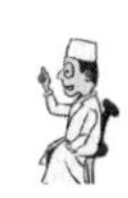

注意藥物的副作用並定期複查。

5、過度關注睡眠反而導致失眠，這種情況如何應對？

睡眠的重要性毋庸置疑，睡眠品質的高低越來越成為公眾關注的目標，我們在前網各家醫院失眠診療平臺就診的患者中經常發現，很多原本屬於輕度失眠的患者由於過度關注睡眠、過度講究睡眠方式和過度就醫等反而加重了失眠，甚至出現嚴重的焦慮、抑鬱、緊張、煩躁等負方面的情緒，很多大家都認為是正確的睡眠觀念之中也存在著盲點。例如：①對睡眠時間有不切實際的期望，認為每晚睡眠時間不應少於 8 小時或應該上床後立刻入睡等，否則便是失眠。其實，偶爾出現的睡眠時數減少等睡眠障礙是人體對外界刺激的正常反應，一般都可以自然緩解。②長時間保持著一些非功能性睡眠行為，如晚上很早上床，試圖「培養」睡意，甚至進行一系列的「儀式」醞釀睡意；早上醒來後也要長時間試圖再睡；日間較多時間躺於床上，試圖補足睡眠以

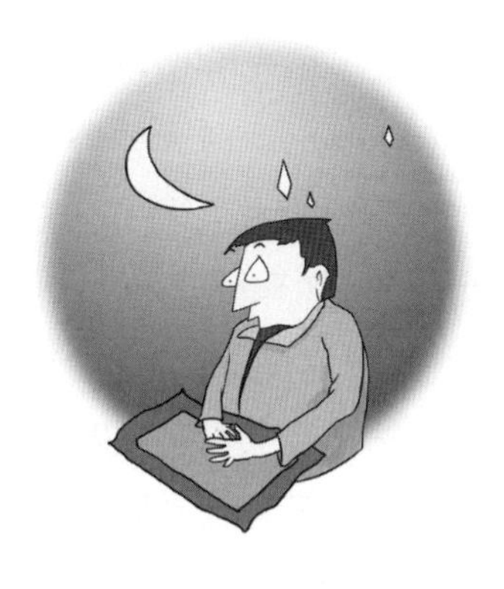

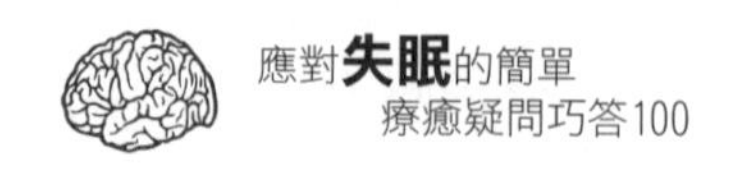

及中午較長時間的午睡等。③長期對藥物治療抱有敵意。很多患者都認為改善睡眠的藥物會產生嚴重的依賴性等不良反應而拒絕服用，從而使失眠症狀不斷加重。

過度關注睡眠而導致的失眠應對方法如下：

⑴只在夜間睡眠。沒有特殊情況，不要在日間睡眠，即使感覺疲乏倦怠也不要臥床。長時間的日間睡眠會干擾人體睡眠一覺醒機制，使夜間睡意的出現更加困難，面對夜間長時間覺醒和夜間環境，許多患者繼發焦慮、抑鬱等症狀，結果是許多患者白天昏昏沉沉、思睡，然而一到晚上進臥室，特別是躺到床上後，立刻緊張不安、思緒萬千而致數小時無法入睡，情緒隨之會變得更加焦慮、恐懼、抑鬱、心煩意亂，甚至生不如死的自我體驗。夜間焦慮與失眠形成惡性循環，失眠導致焦慮，而焦慮又加重失眠。

⑵只在有睡意時再上床。不要做臥床閱讀、看電視等與睡眠無關的任何事情，應該逐漸養成良好的睡眠習慣。不應該過度擔心失眠會導致身體臟器的嚴重病變，把白天的負性情緒如焦慮、易激惹及所有的軀體不適等均歸咎於失眠的影響，把睡眠當作一項極其艱鉅的任務，睡眠成了重中之重，從而對失眠產生恐懼感。

⑶半小時內無法入睡時，不應待在床上闔眼勉強入睡。上床後半小時內無法入睡或夜間早醒後半小時內無法再入睡時，與其闔眼勉強入睡，更好的選擇是穿衣下床和離開臥室，以獨坐或輕微閱讀等待睡意。

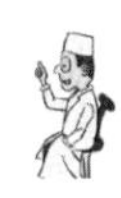

⑷調理情緒：人體的日出晝伏是由睡眠一覺醒機制調控，短暫的睡眠障礙並不會干擾正常生理，而過分的自我暗示往往會不由自主的使自己的情緒更加糟糕，從而更加重了夜間失眠。

⑸藥物和其他治療可以幫助你而不是相反。記得是在睡前服藥而不是半夜，更要記得只有現在服藥，將來才有可能停藥。對確診為原發性失眠症或繼發性失眠症的患者，如不能透過自我調節改善，症狀持續並引起其他方面改變時，醫學治療是必需的。

6、日常生活行為習慣導致的失眠，如何應對？

我們都知道不良的生活行為習慣是會導致失眠的發生的，而且失眠是一種慢性的疾病，對於人們的身心健康有著極大的傷害性，所以要對這些不良習慣進行瞭解，有利於遠離失眠的發生，那麼造成失眠的不良生活習慣是什麼，並如何應對呢？主要是以下幾方面：

⑴首先要對睡眠的節律進行瞭解，養成固定的睡眠時間，做到調整「睡眠－覺醒」節律。養成恰當的「睡眠－覺醒」習慣，例如只在有睡意時上床，如果上床後 15 ～ 20 分鐘仍沒有入睡，則應立即下床，做些輕鬆的活動，放鬆身體與精神，直到出現睡意再上床。無論前一晚睡得多與少，第

二天都應當按時起床。午睡時間不要超過 1 小時，避免不恰當的日間睡眠干擾夜晚的正常休息。要對那些無效的睡眠進行限制，如果一個人每天都賴床，就會導致睡眠的時間很短，例如有人躺在床上 8 小時，而實際睡眠時間只有 5 小時，另外 3 小時屬於無效睡眠。專家指出，「總睡眠時間 / 在床上時間」被稱為睡眠效率，無效睡眠越多，睡眠效率越差。臨床實踐證明，應該限制無效睡眠，也就是將在床上的時間盡量只用於實際睡眠。如果實在睡不著，就不要躺在床上輾轉反側了，可以起床進行其他放鬆的活動，等到有睡意時再上床。

⑵增加戶外時間，增加日照活動。人們在白天時如果提高興奮度是會引發失眠的產生的，所以在白天要避免提高興奮度，增加日照時間。長期伏案工作者、家庭主婦、退休人員等，他們白天所進行的社交活動較少，一定強度的體力活動較少，日照時間通常不足，這些因素導致的夜間睡眠障礙在臨床上較常見。這些人白天應適當增加戶外活動，適當增加日照時間，而在晚上則應減少光線（尤其是較強的光線）、噪音等干擾。

⑶失眠患者要做到在睡前盡量減少刺激性活動。睡前避免鍛鍊身體以及從事注意力高度集中的腦力勞動。對於必須在晚間工作的人，則應該刻意在睡前 1 ～ 2 小時進行放鬆，使自己的體力與精神舒緩下來，以免影響睡眠。如果在身體與精神處於緊張狀態時上床，雖然有睡意，但往往會出現入

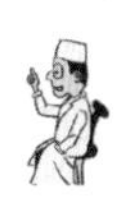

睡困難，從而導致情緒煩躁、心理緊張，可能會進一步影響睡眠。

⑷吸菸也是引起失眠的常見病因之一。香菸當中含有大量的尼古丁，而這種尼古丁會使血壓上升，危害呼吸系統，造成睡眠時呼吸的不順暢；它同時也會刺激到神經系統，使腎上腺素分泌增加，妨礙身體組織、臟器的休養生息，因此癮君子通常較為淺眠，很難進入熟睡狀態，也比未吸菸者更容易受到外界光線、聲音等干擾。這是常見的引起失眠的原因之一。

⑸酒精對於神經的刺激也會引起失眠。這種原因是最常見的。當酒醒後要想再次的睡著那是不可能的了。現在有很多飲料當中都含有酒精，酒精的大量攝入會讓人倒地，不僅僅是讓人們醉倒在地、有的還是病倒在地上，也會讓人在睡到一半時，突然又清醒過來。酒精的成分會造成睡不安穩，時睡時醒，醒過來就難以入睡等睡眠障礙；且當酒醒了之後，即使已睡了很長一段時間，還是感覺很疲累，等於沒睡。

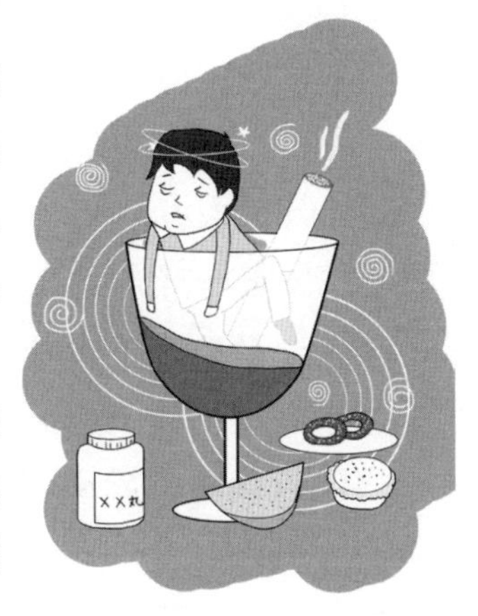

由於失眠帶給人們的傷害性是很大的，所以人們要盡量避免這些不良生活習慣的產生，遠離失眠帶來的嚴重後果。

7、如何應對生活環境變化導致的失眠？

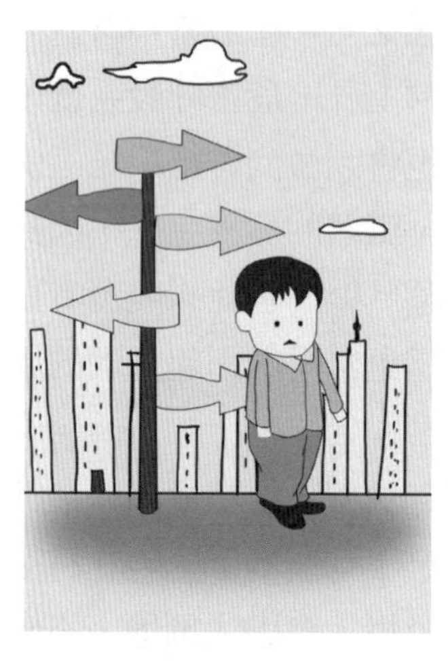

人們在特定的生活環境中養成了自己的生物節律，有利於睡眠且能防止失眠，並有利於身心健康。若突然改變適宜的環境時，如乘飛機進行長途旅行造成「時差病」，打亂了你的生理節奏，不僅能使你失眠，而且還需要好幾天的時間才能重新適應，恢復正常，不然不休不眠，長期處於醒覺狀態，必然導致一系列疾病和嚴重的後果。

環境影響失眠還有以下情況：①是養成了某種與入睡相伴隨的行為習慣，如長期看電視入睡，形成了對電視的依賴，一旦沒有電視可看就發生失眠，這種失眠又稱入睡條件性失眠。②是環境不良因素對睡眠造成了直接影響，即真正的環境性失眠。常見因素有嚴寒、酷暑、雜訊、強光等，或處在需要保持警惕的環境下，如守護病人、身處危險場所等。這些因素可使人感到不安或緊張焦慮，並由此產生失眠，一旦環境變化或環境因素消失，此類失眠常可自行消失。

對於因生活環境變化導致的失眠，應對方法主要有如下

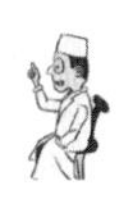

幾方面：

⑴調整節律。人體在高速跨越時區旅行之後，一時不能適應這種突然的自然節律變動（晝夜逆轉）造成的失眠，叫做「時差病」。現代化的生活使人們有了一種新的體驗，這就是在較短時間內做跨時區的旅行，由於人體生物節律與空間環境的自然節律急劇偏移，不僅使人失眠，還易造成身心機能障礙，形成的原因仍是因為節律失調。因此，在跨時區快速旅行時，要達到當地自然節律同步所需時間因人而異，要逐漸的進行調整，一般而言，年輕人比年紀大的人所需時間短。

⑵建立良好的睡眠習慣。①睡前洗臉洗腳：睡前洗洗手和臉，可以清潔手掌和面部的皮膚，促進頭面部及上肢的血液循環，對大腦皮層是一種溫和的刺激，對入睡有一定的幫助，用溫熱水泡腳是一種柔和的良性刺激，能促進人們迅速入睡，睡得更深更熟。②睡前不宜興奮：睡眠是大腦神經細胞由興奮轉為抑制的保護性反應。如果睡前過於興奮，勢必影響抑制過程，表現為入睡困難或者睡後多夢，使大腦得不到充分休息。③睡前不吃太多：人體在睡眠的時候，大腦神經細胞處於休息狀態，消化系統的活動減慢。如果睡前吃東西，特別是吃油膩食物或者吃得太飽，會增加胃腸的負擔。此外，濃茶、咖啡等飲料具有興奮性和刺激性，不宜睡前飲服。④應消除不利於入睡的環境因素，如：噪音、強光、寒冷等，睡前 1 ～ 2 小時應停止緊張的腦力和體力勞動，做些

輕微的放鬆活動。

8、夜間心悸而導致的失眠如何應對？

現代生活節奏快，競爭激烈，各種矛盾日益增多，使人們的精神處在一種高度緊張的狀態，焦慮症、抑鬱症、神經官能症等不斷發生，失眠的症狀自然隨之產生。更常見的是，一時的心理波動，如情緒不穩、心情抑鬱、過於興奮或憤怒等，長期如此就會導致心悸，而這這往往就會導致失眠，也是失眠的常見原因。心悸多見於青年女性，尤其是精神過度緊張時常感覺心率加快、胸部不適，以及疲乏、頭暈、耳鳴、記憶力減退、多汗、食欲不振，經常會出現夜間入睡困難、易醒、再入睡困難等情況。有的人擔心這樣會影響白天的精力和工作效率，越接近夜晚睡眠越緊張和焦慮，越容易出現心悸，越睡不著，成了惡性循環，甚至有些人描述是「怕天黑，怕看見床」。

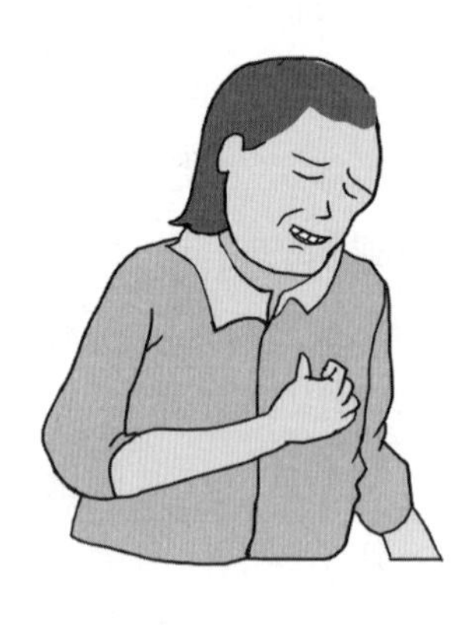

睡眠是每個人的健康需求，而且也是人們所享有的基本權利，然而由於時代的不斷進步，生活節奏的加快，導致人們越來

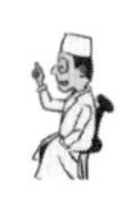

越多的出現心理波動，導致心悸使睡眠時間越來越少，從而導致失眠的發病率極高，那麼我們面對這種情況如何應對呢？

⑴調理情緒，緩解壓力。精神壓力大是出現心悸導致失眠最為主要的原因之一，如果長期緊張疲勞會讓人們產生長期心慌不適並導致失眠的，這是全球存在的普遍現象。人們努力工作原本是為了追求更好的生活，但它反倒導致了焦慮、失眠、睡眠不足。人們睡眠不足的原因主要是工作壓力。受教育程度越高的人發生慢性失眠的危險性越大，腦力工動者由於競爭壓力太大、生活節奏不規律，更易失眠。失眠者可以找人多聊天，聽聽輕音樂，以便減少自己的心理壓力負擔，學會調節自己的情緒，這對緩解失眠症狀是極為有利的。感覺心理有波動時還可以在上床睡覺前洗個熱水澡，往往可減少心理壓力。蒸氣和清潔的感受會使你心情愉悅。洗澡其實是很耗費體力的活動，洗澡後產生的疲勞感足以使你一躺在柔軟舒適的大床上就能馬上睡著。如果不想洗澡，可以用熱水浸泡雙腳，這個更簡便的方法有利於調節體溫和鬆馳神經，每天堅持養成好習慣一定對身體有幫助。

⑵改善睡眠環境。失眠者可以在房間裡放一些洋蔥和生薑。洋蔥和生薑的氣味有安神的作用，使大腦皮層受到抑制。另外臥室不要刷紅色的油漆，紅色會使人興奮，所以，應把臥室刷成「皮膚」顏色，從粉紅色到褐色，柔和的色彩讓你產生睡意。還要注意臥室最好不要擺放過多的綠色植

物。綠色植物擺放在房間裡的確有一定的美化作用，但是不要在臥室裡擺放它們。因為在安然入睡的夜晚，那些夜間呼吸的植物會搶走你所需的氧氣。

(3)培養健康的睡眠習慣。晚上不玩遊戲，年輕人睡覺前不會受遊戲中明亮閃爍螢幕的影響，但是成年人則會覺得過於興奮，該睡覺時大腦還在高速運轉。其次，養成規律的作息時間，無論前一天晚上何時入睡，早晨都應該按時起床，週末和假日也該保持固定的上床和起床時間；適當增加運動。缺乏運動也是造成失眠產生的主要因素之一，所以人們要做一些適當的運動有助於進行睡眠。現代人以工作忙為藉口逃避運動，經常以車代步，用乘電梯取代了上下樓，身體上形成了惰性，也容易造成睡眠功能紊亂。所以對於失眠症大家不可有病亂投醫，對其應科學認識，正確對待，不要有過多的心理壓力，心理壓力過大往往會加重失眠者的症狀。

(4)必要時緊急就醫。若日間持續出現心悸，經過情緒調理不緩解，甚至夜晚胸悶憋起至坐位伴大汗時，一定去醫院就診，以排除器質性心臟病。

9、如何應對睡覺時肢體不自主抖動而導致的失眠？

人的一生當中有三分之一的時間是在睡眠中度過的，對

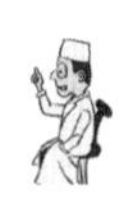

每個人而言，睡眠是必不可少的，睡眠是身體恢復、鞏固和整合記憶的重要環節，是維持身體健康不可缺少的，它的生理重要性僅次於呼吸和心跳。引起失眠有各種各樣的原因，其中睡覺時肢體的不自主抖動也是常見的導致失眠的原因之一。人群患病率是 1.2% ～ 5%，以中老年多見。表現為夜間睡眠中出現雙側大腿和小腿難以名狀的不適感、蟻走感、蠕動感、脹痲感，使得睡眠中不停地移動下肢或者輾轉反側，迫使人下床不停地走動，一夜數次，從而導致失眠。

在夜間睡眠時出現的雙下肢不自主抖動、極度不適感導致的失眠，又稱「腿部不安症候群」，應對方法主要是如下幾方面：

⑴注意睡眠衛生。晚餐對於睡眠的影響較大，晚餐不宜吃的過晚過多，以免增加腸胃的負擔和修整。平日不宜多進富含咖啡因和尼古丁的食物，應戒菸戒酒，這對於「腿部不安症候群」是有益的。

⑵生物回饋療法。生物回饋治療是經過練習，患者運用各種現代電子儀器的回饋資訊，調整或操縱軀體、內臟功能來治療疾病的方法。「腿部不安症候群」症狀嚴重時可就診於醫院用此法治療。回饋在人的生命活動中具有重要意義，人體各種生理功能

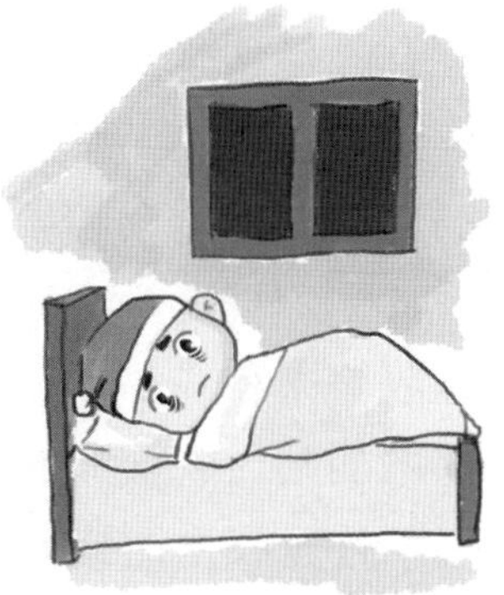

之所以能夠互相配合，對環境的各種變化之所以能產生適應性的反應，這是由於人體具有一整套精確的調劑系統，是由於無數複雜的反饋迴路的相互作用，如溫渡過高時引起出汗反應等。生物回饋已進展成一門科學和醫療技術，它採用下肢肌肉電刺激可改善睡眠品質，對「腿部不安症候群」有明顯的療效。

⑶藥物治療：首選是「苯二氮卓類」，如：氯硝基安定、羥基安定、阿普唑侖等，其他根據繼發病情可選用：美多芭、丙咪嗪、卡馬西平、硫酸亞鐵等，選藥、用法和劑量必須在醫生指導下使用，並定期複查及注意藥物的副作用。

10、有多年「高血壓病」史，夜間需服藥治療，導致失眠，應如何應對？

五〇年代以來，高血壓患病率呈明顯上升趨勢，而高血壓是最重要和獨立的腦血管疾病的危險因素。無論收縮壓和或舒張壓增高都增加腦血管疾病的發病率，且與腦出血或腦梗塞發病風險均呈正相關，

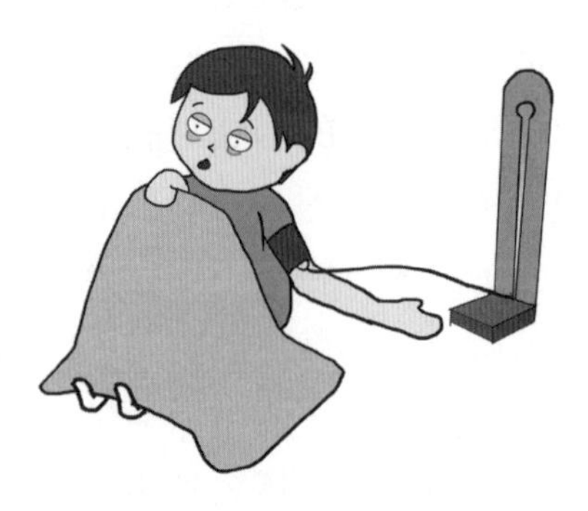

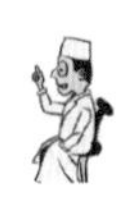

所以控制高血壓可顯著降低腦血管疾病發病率。做到良好的控制血壓的原則之一是：必須規律服藥治療，而服藥時間卻是因人而異的。

根據血壓波動時間的情況，有些患者服藥在夜間甚至是凌晨，故干擾了正常的睡眠並導致失眠，第二天會出現疲乏無力、注意力不集中、食欲不振、頭暈、頭痛等症狀，而且常常伴發血壓增高，出現「惡性循環」，在這種情況下我們應對失眠主要是自以下幾方面著手：

⑴合理膳食：首先，飲食中限制鈉鹽的攝入，要減少烹調用鹽，即「低鹽飲食」，每人每天食鹽量以不超過6g為宜；其次要減少脂肪的攝入，應補充適量的蛋白質，如：瘦肉、雞蛋等，並多吃蔬菜、水果，以攝入足量的鉀、鎂、鈣。透過合理的膳食以控制血壓，並逐漸減少用藥量及用藥次數。

⑵適當運動：運動不僅可以使得收縮壓和舒張壓下降約6～7mmHg，且對減輕體重、增強體力、降低胰島素抵抗有利，體重增高與高血壓是密切相關的。我們可以根據年齡及身體狀況選擇慢跑、快步走、打太極拳、瑜伽等運動方式。運動頻度一般為每週3～5次，每次持續20～60分鐘。目的是減輕體重，降低血壓。

⑶氣功及其他生物行為療法：氣功是我國傳統的保健方法，透過意念的誘導和氣息的調整發揮自我調整作用。長期的氣功鍛鍊可使血壓控制較好，以減少降壓用藥量，並可以使腦血管疾病的發生率降低。

⑷保持健康的生活方式：要有健康的心理狀態，要做到情緒平穩，不急不躁，減少精神壓力和抑鬱，應戒菸戒酒，這些生活方式的改變對高血壓患者十分重要。

⑸藥物治療：近年來，抗高血壓藥物發展迅速，根據不同患者的特點可以單獨或者聯合應用各類降壓藥物。在高血壓治療中如果出現因服藥時間的關係而導致失眠，為防止「惡性循環」加重病情，甚至出現其他臟器的損害，在前四種應對辦法的基礎上，我們應該換用中效或長效的降壓藥來控制血壓，尤其是運用長效降壓藥物，從而不受晚上必須服藥的限制，以保證夜間規律的睡眠，同時也降低了腦血管疾病等的發病率。換藥方法、用藥種類、服藥方式及方法都必須在醫生的指導下進行，嚴格遵照醫囑執行，並定期複查，防治藥物副作用的產生。

11、家族中多人有失眠，是否遺傳呢，如何應對？

2002 年我國進行亞森失眠量表（AIS）調查，結果表明約 43% 的被調查者存在不同程度的失眠，其中看醫生者僅佔 1/4，約半數未引起重視而聽之任之。美國 1983 年統計顯示，約 15% 的美國人存在經常性或持續性睡眠障礙，主要為失眠。目前睡眠與健康問題已經引起國內外醫學界的高度

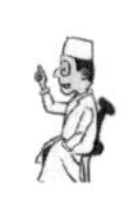

重視，每年 3 月 21 日為「世界睡眠日」。

失眠是長時間持續睡眠品質不佳，常表現為睡眠時間減少，精神及體力恢復差，多見於老年人和婦女，但是在某些家族中有多人失眠的情況，從祖父輩、父母、兄弟姐妹都有失眠的問題，從調查情況來看在遺傳學方面有明顯的趨向性，但是目前在細胞遺傳學和分子遺傳學的研究方面尚無結論性的結果。家族中出現多人失眠時的應對辦法主要是如下幾方面：

⑴改善睡眠環境及不良睡眠習慣。睡眠環境應安全、舒適、安靜和溫度適宜，臥室內避免強光，此外，噪音、過冷、過熱等都使人難以安睡。臥室也不要刷紅色油漆，紅色會使人興奮，所以，應把臥室刷成「皮膚」顏色，從粉紅色到褐色，柔和的色彩容易讓人產生睡意。不良的睡眠習慣如睡眠無規律、午睡和臥床時間過多、睡前讀小說、觀看情節複雜的影視劇、睡前過度的體力或腦力活動、飲用咖啡和飲酒等，這些不良睡眠習慣均應糾正，重新建立睡眠模式。

⑵調理情緒，自我解壓。隨著社會經濟的快速發展，現代都市人的工作生活節奏也明顯在加大。繁忙的工作，緊張的生活，以及激烈的競爭，讓都市人不自覺地感到了來自四面八方的壓力。上班族加班加點，早起晚睡頻繁出差，還有各種應酬，也在日復一日透支著現代人的體力。由於競爭加劇，許多家庭普遍存在對子女期望值過高的現象，尤其是一些面臨升學就業的年輕人。由於心理承受力差，遭遇挫折

後，比較容易發生失眠症。這部分青少年，大多有著先天體質易感的缺點，由於長期勞累和過度學習，已經嚴重影響到身體健康。老年人很多缺乏運動、缺乏與家人的交流，再加上軀體的因素，久而久之失眠也就變成了必然。在這種情況下一定要積極調理情緒，學會自我解壓。老年人、家庭婦女、退休人員要適當增加戶外活動，增加日照時間，應積極參加老年人社區活動，排解鬱悶，家裡人應多給予關心和照顧。上班族和青少年要注意調整心態，壓力大時可轉移注意力，做深呼吸或者聽輕鬆的音樂放鬆自己，也可以睡前泡「熱水澡」做到全身心的放鬆，蒸氣和清潔的感受會使心情愉悅，不想洗熱水澡時也可以熱水泡腳，保持足部的溫度也有助於睡眠。年輕人睡前切忌玩遊戲，以免大腦皮層過度興奮不利於睡眠。

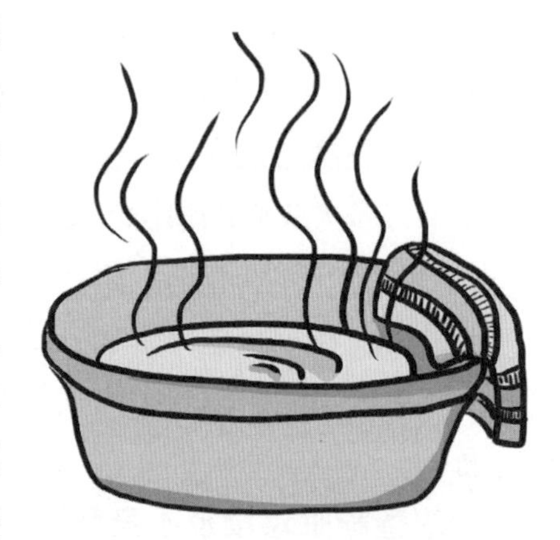

⑶注意身體因素。如：關節痛、肌痛、氣短、尿頻、頻繁咳嗽和咳痰、瘙癢不止或腿部不安症候群等均可以影響睡眠節律，影響睡眠品質，尤其是老年人往往沒有意識到存在疾病。出現前述這些情況時必須就診於醫院，由醫生確立診斷，對症治療以改善失眠。

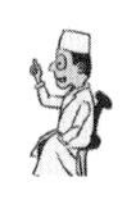

12、運用心理治療可以應對失眠嗎？

失眠常引起病人苦惱，感覺白天疲憊，學習或者工作效率下降，甚至妨礙社會功能。由於對睡眠出現憂慮或恐懼心理，上床前就擔心會失眠，造成惡性循環，可使失眠更趨嚴重。根據病因，失眠分為兩種常見類型：特發性失眠和繼發性失眠。特發性失眠是由於正常睡眠機制異常所致的長期失眠，與心理因素或軀體疾病無明顯關係，需要服用各種藥物來維持睡眠。繼發性失眠，也稱為環境性失眠，繼發於內科或者心理疾病，常由於疼痛、焦慮或抑鬱等引起，如夫妻爭吵、人事關係、工作問題、性生活不和諧出現的內疚、對自身健康關注和擔憂、藥物濫用以及戒斷等。內科疾病導致失眠常表現為關節和脊柱疼痛，伴或不伴神經元受累，以及消化性潰瘍或癌症所致腹部不適、肺和心血管功能失代償等。某些原發疾病治癒了，失眠也可解除。排除內科疾病外，有相當一部分人是由於心理疾病導致的睡眠障礙。心理因素導致的失眠佔失眠患者的 15%，故運用心理治療是應對失眠的一個非常重要的辦法。

(1)認知與心理治療：要充分認識到以前對於睡眠和失眠的理解和態度的偏差。很多人常常以 8 小時作為睡眠好壞的標準，即使晨起後精力充沛，也認為沒有睡好，這種認識是不正確的，應糾正人們對失眠的錯誤觀念，8 小時只是人類的平均睡眠時間，對於每個人來講並不是「金標準」。雖然睡眠時間減少，只要第二天感覺精神與體力好，就不是失眠。我們都應該重視和強調心理治療，應該逐漸認識到失眠是由於焦慮或抑鬱情緒及可治癒的身體疾病所致，並無任何嚴重後果。給予提供發洩情緒低落、焦慮的機會可減輕痛苦，幫助恢復正常的睡眠。對於睡眠方式發生正常變化的老年人也需要解釋，鼓勵他們日間多做些體育活動，使情緒放鬆。

⑵行為治療：是運用行為學原理幫助人們建立良好的睡眠衛生習慣，打斷失眠與臥床之間形成的條件反射，充分瞭解精神和身體放鬆的方法，控制睡眠時間以提高睡眠的效率。

❁ 睡眠限制療法：主要是針對因心理因素而導致的失眠。透過縮短臥床時間（但不少於 5 小時），來增強人們對

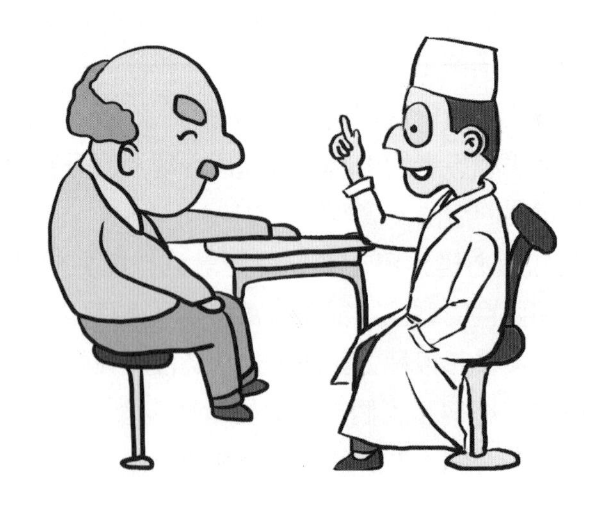

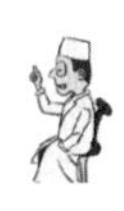

睡眠的渴望，以提高睡眠效率。當效率明顯增加時，可以允許每日增加 15 分鐘的臥床時間；當效率明顯降低時，則每日減少 15 分鐘的臥床時間。

❁ **刺激控制療法**：是最有效的治療。①只在有睡意的時候才上床；②不在床上做睡眠以外的任何事情；這兩方面會加強臥床與迅速入睡的關係；③如果臥床 20 分鐘仍不能入睡，起床去另一個房間做些單調乏味的事情，直至產生睡意時再回到臥室；④如仍不能入睡或者半夜醒來後 10 分鐘內不能入睡時，再重複③；⑤無論一夜睡多少時間，每天早晨要定時起床（或者用鬧鐘）；⑥白天不午睡或者打瞌睡。第⑤和⑥有助於逐步建立穩定的睡眠規律，一開始睡眠可能會變得更糟，但是只要堅持下去就能取得很好的效果。

13、如何應對腦血管病後遺症患者的失眠？

腦血管疾病是當今威脅人類健康的三大疾病之一，發病率、死亡率、致殘率高。我國 1986 ～ 1990 年大規模人群調查顯示，腦血管疾病發病率為（109.7 ～ 217）/10 萬，患病率為（719 ～ 745.6）/10 萬，男性發病率高於女性。腦血管疾病發病率、患病率隨年齡而增加，65 歲以上人群增加最明顯，75 歲以上者發病率是 45 ～ 54 歲組的 5 ～ 8 倍。存活者中 50% ～ 70% 的病人遺留有癱瘓、失語等嚴重的殘疾，從而不能與家人、外界進行正常的交流，以至於許多腦血管病後遺症患者產生不平穩的心理狀態，如激動、悲傷、暴怒、抑鬱、焦慮、恐懼等，並常常導致失眠的發生。腦血管病後遺症患者的失眠應對方法主要是以下幾方面：

⑴合理的飲食。科學合理的飲食可以增加腦血管病人機體的抵抗力，有利於病人早日康復，利於改善睡眠。每天要吃一定量的主食，粗細糧搭配。每天至少飲用一杯牛奶，睡前喝牛奶效果最好。每天飲水以白開水為主，飲料中以綠茶最好。食物要多樣化，注意葷素搭配，色香味俱佳，使病人保持比較好的食欲，增強他們的抵抗力。要根據病人的年齡和病情合理安排飲食。由於腦血管病患者大多為老年人，長期臥床，消化、吸收功能減弱，要充分考慮到消化吸收功能和併發症的情況。

⑵改善睡眠環境。①臥室一定是舒適的、安靜的、安全的環境，避免噪音、強光的刺激，以利於情緒平穩；②臥室內溫度應適宜，避免過冷、過熱；③臥室的色調應以「暖色調」為主，如淡黃色、米色等，避免大紅色等亮色調，以減少大腦皮層的興奮性，以免加重失眠。

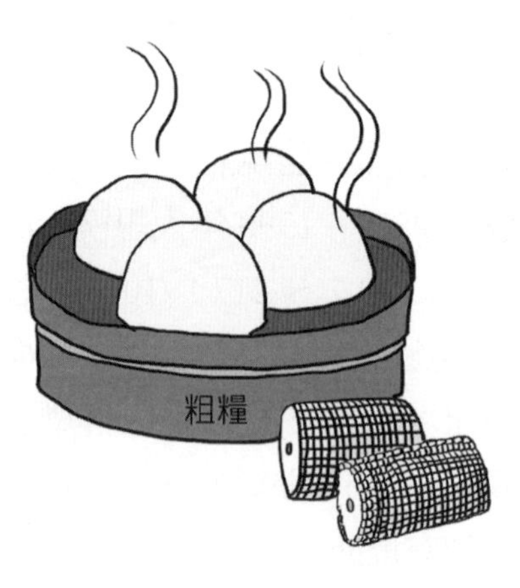

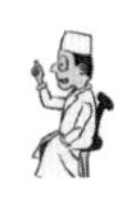

(3)規律睡眠時間。人類的睡眠一覺醒週期與年齡有關，最顯著變化是隨著年齡增長總睡眠時間與睡眠時相的比例在逐步減少。腦血管病後遺症患者多以老年人為主，隨著年齡的增加，對於睡眠的要求也越來越高，且因病導致的不平穩的心理狀態越發表現為「情緒反覆」及失眠，如：夜間哭喊、動床、不停翻身等，甚至影響到全家人的正常的睡眠。對於患者應做到：①規律晚上睡眠時間，白天不午睡；②早晨用鬧鐘準時「叫醒」起床，癱瘓病人則是開始活動肢體做運動，規律睡眠時間以改善失眠。

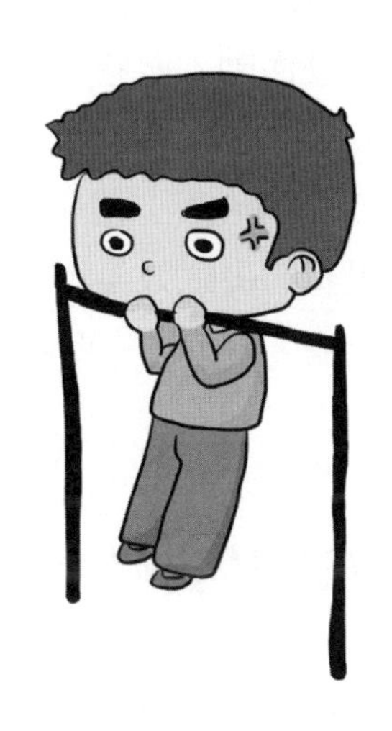

(4)注意加強身體和心理的護理。①身體護理如：定時翻身、拍背、按時服藥、擦洗身體等，避免身體不適出現的併發症，如：骨折脫位、褥瘡等引致疼痛而被忽略，以及夜間出現肢體麻木、痙攣性疼痛未被重視等，一旦懷疑有併發症應立即就診於醫院，醫生明確並及時治療，避免加重病情，並導致失眠的「惡性循環」。②對腦血管病患者的心理狀態及變化應引起足夠的重視。家人應鼓勵患者適度增加運動，包括言語及肢體的康復鍛鍊，對待患者應有耐心，逐步培養腦血管後遺症患者健康的心態；增加日照的時間，盡可能多地在戶外活動，做些力所能及的事情。③定期醫院複查，逐步樹立腦血管病後遺症患者積極的生活態度。

⑸藥物治療：在前三種辦法的基礎上，應對腦血管病後遺症患者的失眠效果不顯著時，可在醫生的指導下服用藥物對症治療，但須注意藥物的副作用及定期去醫院複查。

14、如何應對偏頭痛患者的失眠？

偏頭痛是反覆發作的一側或兩側搏動性頭痛，為臨床常見的特發性頭痛。其中約 60% 的偏頭痛病人有家族史，其親屬出偏頭痛的危險是一般人群的 3 ～ 6 倍，是多基因遺傳特徵與環境因素的相互作用。女性較男性易患偏頭痛，偏頭痛常開始於青春期，月經期發作頻繁，妊娠或絕經期後發作減少或停止。典型的偏頭痛在發作前常出現短暫的神經症狀，最常見為視覺的症狀，有閃光、暗點、視物變形和物體顏色改變等，有些人會表現為

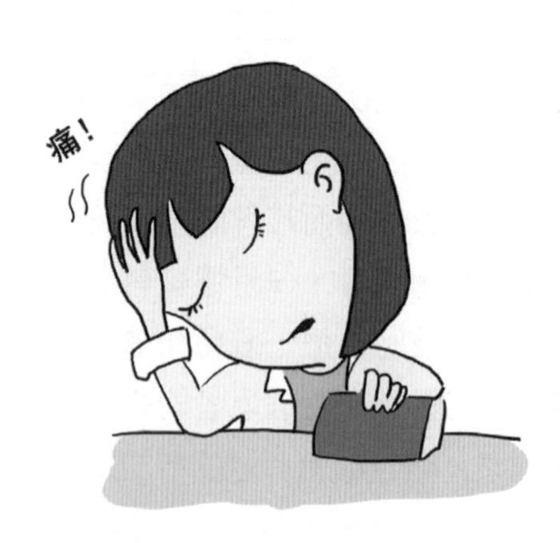

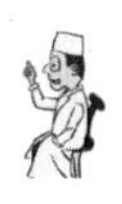

感覺的異常，如：肢體或者是面部的麻木等。先兆期一般持續數分鐘至 1 小時，伴先兆症狀同時或隨後出現一側頭部的搏動性頭痛，也可為全頭痛、單或雙側頭痛，常伴噁心、嘔吐、畏光、畏聲、易激惹以及疲勞感等。大多數患者頭痛發作時間為 2 小時至 1 天，發作的頻率因人而異。頭痛發作持續時間長、很容易影響到睡眠，嚴重可導致失眠。應對偏頭痛患者的失眠主要是以下幾方面：

⑴避免頭痛誘發因素，改善睡眠環境。①應消除或減少偏頭痛的誘因，日常生活中應該避免強光線的直接刺激，如：避免直視汽車玻璃的反光，避免從較暗的室內向光線明亮的室外眺望，避免對光線強烈的霓虹燈直視。臥室內光線、色調應柔和，避免強光、噪音。②遠離某些誘發頭痛發作的食物，如含酪胺酸類的食物，這類食物主要包括：乳酪、柑橘類食物，以及醃漬的沙丁魚、雞肝、番茄、牛奶、乳酸飲料等；含亞硝酸鹽防腐劑的肉類如熱狗或燻製品；含苯乙胺的巧克力；食品添加劑如麩氨酸鈉（味精）。③所有的酒精類飲料都會引發頭痛，特別是紅酒含有更多誘發頭痛的化學物質。如果一定要喝，最好選擇伏特加、白酒這類無色酒，最好是戒酒。避免偏頭痛誘發因素，從而改善睡眠。④選擇好的床。你可能需要一張柔軟舒適的床墊。過硬的床會增加肌肉壓力，韌帶和關節的負荷增加，使人腰痠背痛，不得不時常翻身，入睡難、淺睡時間長、深睡時間短或者不能進入深睡階段；太軟的床可能引起睡姿不好，這可以引起肌肉僵硬

或背疼，甚至偏頭痛與失眠會形成惡性循環。⑤注意藥物的影響，盡量避免使用可誘發偏頭痛的藥物，如避孕藥、硝酸甘油、組織胺、利血平、肼苯達嗪、雌激素、過量維生素A等。

⑵規律運動，規律睡眠，學會減壓。對偏頭痛患者並導致失眠的人來說，應該注意規律的運動並學會減壓。①應該著重於呼吸訓練、調息的運動，比如瑜伽、氣功、打太極拳等，可以幫助患者穩定植物神經系統、減緩焦慮情緒、舒緩肌肉緊繃等症狀。②放鬆心情，調理情緒，可選擇泡溫水浴，也可以睡覺前一到兩個小時洗個熱水澡，走出浴盆後你的體溫會逐漸降低，這會使你感到疲勞。但是不要在臨睡前洗澡，因為這會使你興奮，反而難以入睡。此外睡覺之前，用mp3低音量播放一些輕緩柔和的樂曲也可以有效的幫助我們舒緩緊張的神經，減輕偏頭痛，從而有利於進入睡眠狀態。③營造安靜的環境，維持規律的作息，做到合理睡眠。一個人的生活習慣在很大程度

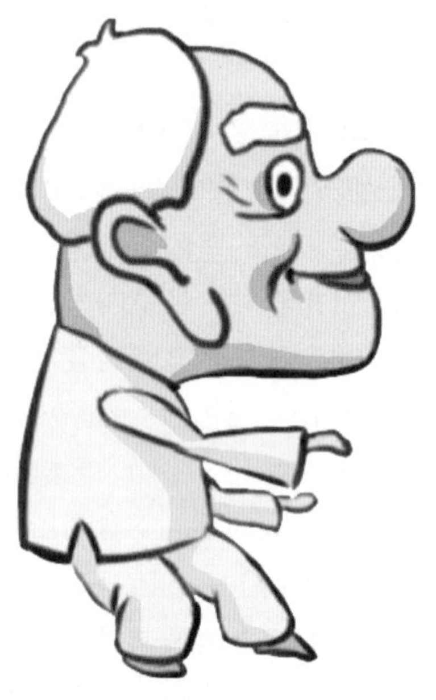

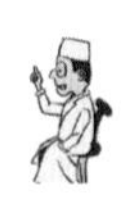

上決定了他的健康水準。建立有規律的一日生活制度，保持人的正常睡眠節律。養成定時睡覺與定時起床的習慣，建立良好的生理時鐘。遇到週末假期，避免睡懶覺，睡多了對偏頭痛並無益處。

⑶藥物治療：①急性的偏頭痛發作期，治療目的是減輕或者終止頭痛發作，緩解失眠等的伴發症狀。常用的口服藥物如：對乙醯氨基酚、萘普生、布洛芬等有效，無效時可運用琥珀酸舒馬普坦（尤舒）、佐米普坦、二氫麥角胺、麥角胺等。服用藥物會出現一定的副作用，如：噁心、嘔吐、心悸、煩躁等，長期大量服用可引起高血壓和肢體缺血性壞死，因此必須在醫生的指導下選擇藥物治療。偏頭痛發作期常用的鎮靜藥為苯二氮卓類，以減輕頭痛，改善睡眠，但是妊娠期偏頭痛只能用阿片類製劑，如口服呱替啶，因為其他種類藥物都會增加胎兒畸形風險或妊娠併發症。②對於頻繁發作，尤其是每週發作 1 次以上會嚴重影響正常生活和工作，最直接的就是影響睡眠，因為睡眠不足，白天就沒精神，工作也大受影響，而且急性期麥角生物鹼治療不能耐受或禁忌的患者，應在醫生的指導下酌情選用心得安、阿米替林或者丙戊酸等藥物以減輕偏頭痛，改善睡眠。

15、老年性癡呆患者的失眠如何應對？

據報導，我國 60 歲以上人群癡呆患病率為 0.75% ～ 4.69%，癡呆發病率和患病率隨年齡而增長。國外調查顯示，癡呆患病率在 60 歲以上人群中為 1%，85 歲以上者達 40% 以上。隨著全球人口的老齡化，老年性癡呆的發病率和患病率逐年上升，嚴重地干擾著患者及其親屬的正常生活，並成為老年人的第四大殺手，但目前國內人們對老年性癡呆的認識還存在著很大的盲點，對於它所導致的失眠也存在著認識不足，故就診率很低。癡呆是屬於導致神經細胞進行性損害的腦部疾病，由於腦細胞「負責」人的正常思考、記憶和活動，所以病人神經細胞的損失導致高級智慧的逐漸退化，最終影響日常生活。老年性癡呆的發病年齡一般在 70 歲以上，現在發病有提早的傾向。老年性癡呆的症狀和體徵可能因人而異，綜合起來表現為：記憶力減退、計算能力減退、思考能力下降、性格、情感改變、定向力差、自理能力差和語言退化。如果在初期不能及時發現和治療，上述症狀就會進一步加重，使日常生活受到影響。在記憶力進一步損害的基礎上，癡呆患者還會出現如下的 8 項症狀：空間定向障礙、語言障礙、書寫困難、技能障礙、計算障礙、判斷力差，注意力分散、精神障礙、運動障礙。我們應警惕老年性癡呆及失眠的發生，及時就診，早期發現、早期干預，延緩病情的進展，最大限度地提高患者的生活品質。

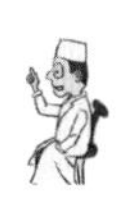

應對老年性癡呆患者的失眠辦法主要是如下幾方面：

⑴建立良好的交流方式。①癡呆患者的家人應該以非批判的態度瞭解並接受老人想要表達的內容，即使老人的表達不一定符合現實情境，也應對老人採取尊重和保護的態度，癡呆的老人在熟悉的環境中會迷路，到中期，甚至在自己家中也發生迷糊，出現煩躁，不配合吃飯、睡眠，所以家人一定要有耐心；②溝通方式應具有靈活性，癡呆患者經常有詞不達意、叫不出物品、說話東拉西扯，喋喋不休，常答非所問。有時老人撒謊或說錯，也不要指責，若糾正也要委婉或轉移其注意力，避免與老人閒聊，影響日常生活；③採用安撫的肢體語言讓老人有安全感。約 1/3 的患者不認識親人和熟悉朋友的面貌，部分患者不認識自己。不能以手勢正確地表達出連續的複雜動作，如裝菸斗、劃火柴、點菸；不能按指令要求做刷牙動作；已熟練掌握的技能如騎車、游泳，病後喪失了，嚴重者不會使用任何工具。早期會出現情感淡漠，甚至不安全感等性格改變，出現這些情況時應加強生活照顧，同時注意睡眠環境的舒適性、安全感，臥室內避免強光、噪音，盡量採用柔和的色調。④親情關懷。很多患者十分在意自己的智力改變，常因一點很小的差別而變得敏感、多疑、沉淪、自暴自棄，終日悶悶不樂，出現抑鬱焦慮而導致失眠，如果得不到家人的理解和關懷，就有可能陷入惡性循環，加重病情。

⑵養成良好的生活方式。①多吃乾果。如核桃中的磷脂

對腦神經細胞有良好保健作用，常食核桃既能強健身體，又能延緩衰老，對增強大腦活動比較有益。平時多吃海魚及貝殼類食物。最新研究表明，多吃魚和雞蛋可防止老年癡呆，因為這些食物中含有較高的不飽和脂肪酸。一組歷

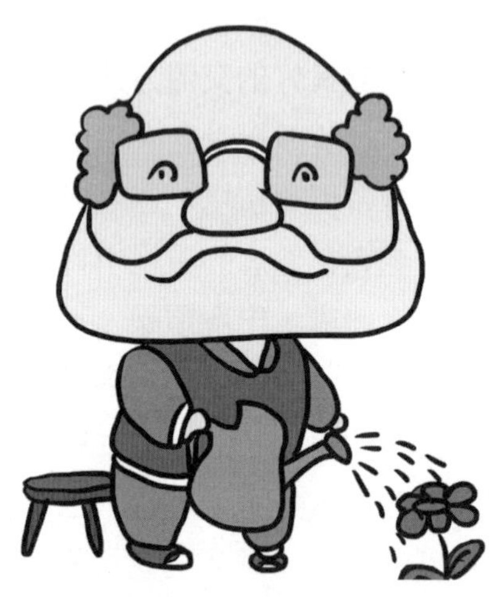

時九年對4000人研究得出的結論表明，每天喝3～4小杯葡萄酒，能將罹患老年癡呆症的機率降低75%，從而有利於提高生活品質，減輕失眠；②勤於用腦。有資料稱，勤於用腦者的智力比用腦少的人要高出50%。有些人早已步入老年，仍然思考敏捷，思路清晰。相反地，有的人剛到中年，就記憶力減退，思維遲鈍。這和勤用腦有很大關係。老年人積極有效地參加腦力運動，進行如背詩、書法、畫畫、看報、做益智遊戲等，不僅可以延緩大腦衰老，而且可以預防老年性癡呆症的發生。③生活規律。避免過度精神緊張，合理安排工作、學習、娛樂和睡眠，使大腦皮層興奮部位輪流得到休息，防止過度興奮而加重神經系統負擔。④鍛鍊身體。如能長期堅持每日早晚用雙手拇指按風池穴5～10分鐘，以局部出現痠脹感為度，能舒經活絡，通暢氣血，有抗衰老

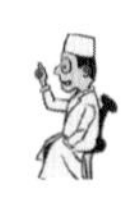

和健腦作用。為了防止腦細胞過早的衰退，可以經常活動手臂，每天堅持做伸手展臂、轉動手腕、空抓手、空擊拳、拋球接球、玩健身球等，每個動作做 1 ～ 2 分鐘。腳部運動，以赤腳在卵石上走效果最佳，或腳腕左右旋轉等，每次做 1 ～ 2 分鐘。逐漸養成良好的生活方式，可以延緩癡呆病症的發展，提高生活品質，並改善失眠。

(3)加強對老年性癡呆患者的護理。①煩躁不安的處理：注意尋找引起病人不安的原因。白天可以談論病人感興趣的事情，夜間開燈，安撫病人使其平靜，利於睡眠；②幻覺妄想的處理：轉移患者注意力，避免與其爭論，安撫患者讓其恢復安靜。盡量減少患者白天的睡眠，應用各種活動來增加疲勞感，改善夜間睡眠。必要時使用小劑量鎮靜劑來幫助夜間睡眠。嚴重者可給予精神藥物治療。③暴力攻擊行為：尋找引起異常行為的原因，用疏導、解釋和轉移注意力等方法使患者平靜下來，防止病人自傷或跌傷，必要時給予小劑量鎮靜劑控制情緒。

(4)藥物治療：①老年性癡呆的治療主要還是依賴藥物，但按目前的醫學發展水準，雖然取得一些進步，可依然沒有攻克這個難題，癡呆還是個不治之症。目前國際和國內廣泛使用的藥物：一般性治療，如：吡拉西坦（商品名：腦復康）、阿尼西坦（商品名：三樂喜）、尼莫地平（商品名：尼莫同）、銀杏葉提取物（商品名：天保寧、銀可絡、舒血寧、金納多、達納康）、長春西汀、尼麥角林（商品名：腦通）；

Alzheimer 症治療，常用是：他克林（商品名：Cognex）、多奈哌齊（商品名：安理申）、利斯的明（商品名：艾斯能）、加蘭他敏等，上述藥物的服用需要在專科醫生的指導下進行。②老年性癡呆患者失眠或者出現焦慮、抑鬱時，應在醫生指導下服用相關藥物，並注意藥物的副作用。

16、反覆頭暈發作患者的失眠如何應對？

頭暈是一種常見的腦部功能性障礙，也是臨床常見的症狀之一，為頭昏、頭脹、頭重腳輕、腦內搖晃、眼花等的感覺，頭暈伴有平衡覺障礙或空間覺定向障礙時，患者感到外周環境或自身在旋轉、升降、傾斜、移動或搖晃，常常伴有眼球震顫、平衡失調，以及噁心、嘔吐、面色蒼白、出汗、血壓降低等自主神經症狀。頭暈可由多種原因引起，最常見於耳源性病變、發熱性疾病、高血壓病、腦動脈硬化、顱腦外傷綜合症、神經症等。此外，還見於貧血、心律失常、心力衰竭、低血壓、藥物中毒、尿毒症、哮喘等。耳源性病變中內耳眩暈病，又稱「梅尼埃病」，是導致頭暈的臨床上最常見的病變。內耳眩暈病多見於青壯年或 40 歲以後，也見於兒童和老年人，典型的臨床特點是突然發生的旋轉性頭暈、漸進的波動性聽力減退、耳鳴等三聯症，常常反覆發作，重者每週發作數次，會嚴重影響到患者的精神狀態、日常工

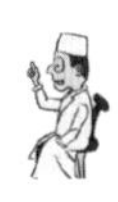

作和生活，甚至導致失眠。對於反覆頭暈發作的患者出現失眠時應對的辦法主要是如下幾方面：

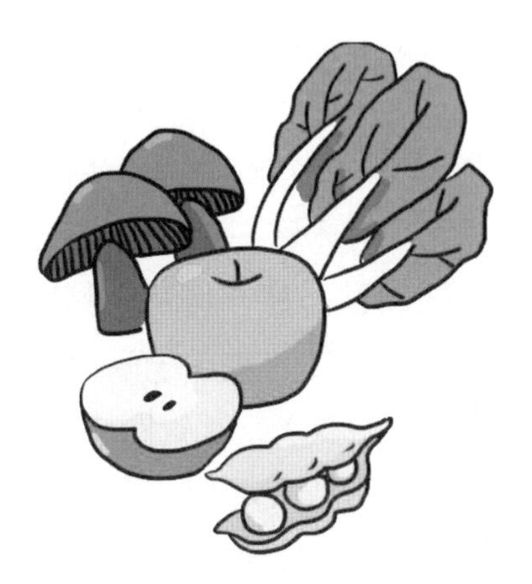

⑴調理飲食。飲食方面要注意吃清淡一點且容易消化的食物。多吃蔬菜、水果，忌菸酒、油膩、辛辣的食物，少食海腥發物，虛證眩暈者可配合食療，加強營養，飲食宜素淨和容易消化，不宜食用菸、酒、濃茶、咖啡、韭菜、辣椒、大蒜等刺激性食物。冬瓜、蘿蔔、芋艿、慈菇、地栗、紅豆、米仁具有化痰結、利水濕的作用，可以選作輔助治療。不要過多飲水，注意異體蛋白的攝入，如魚、蝦、蛋、蟹、奶等。做到飲食有節，注意養生保護陰精，有助於預防本病，改善精神狀態，改善睡眠。

⑵創造良好的睡眠環境。您所就寢的房間對於睡眠品質有至關重要的作用。保證它黑暗、乾淨並且通風良好，保持室內有合適的溫度，保證在睡眠中您擁有足夠的毯子和柔軟的枕頭，要知道舒服的環境才能有好的睡眠。頭暈伴失眠的時候，應該以最舒適的狀態躺下休息，解鬆身上的衣物；若有發燒現象，予以冰敷；調暗室內的光線，使身心放鬆、平靜；若是自律神經失調所引起時，腳部會覺得發熱，若感覺

冰冷，最好保持其溫暖。起來時頭暈可以彎腰（連頭也一起彎下去）。患者的臥室應保持安靜、舒適，避免雜訊，光線柔和，因為吵雜的環境會使得頭暈症狀加重。這樣做以保證患者充足的休息，減輕頭暈，保證睡眠。

⑶調整心態。保持心情開朗愉悅，保證充足的睡眠，注意勞逸結合。保持心情愉快，增強戰勝疾病的信心。當頭暈發作的時候，常感覺四周物體或自身沿一定方向或平面旋轉、左右搖晃或上下升降沉浮，身體向一側傾倒，睜眼或轉頭症狀加劇，這時就趕緊停下手頭上的工作，找個地方讓自己坐下來，或者躺下來，休息一下，不可過度焦慮，放鬆心情，可以緩解頭暈。頭暈發作的時候要盡量躺在床上休息，這樣就可以防止起立跌倒受傷，減少眼冒金星和眼前事物轉動的機率，減輕症狀，降低發作的頻率。放滿熱水的浴缸對於頭暈發作、身心疲憊的您來說最為合適不過，要知道它同時還會提高您的睡眠品質。另外，辛苦工作之後的按摩也效果顯著。按摩和熱水浴會驅散精神上的壓力，從而起到提高睡眠品質的效果。

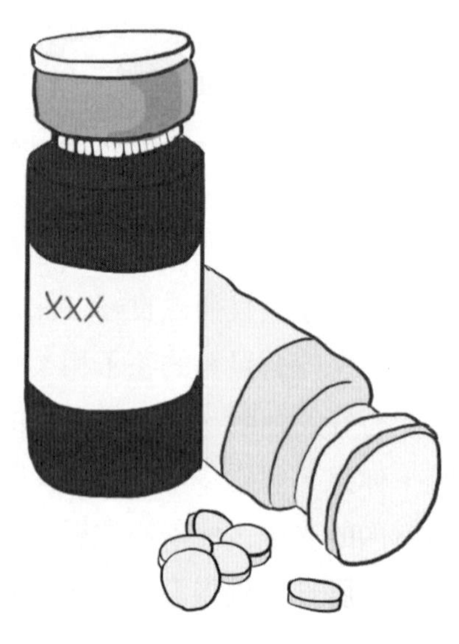

⑷藥物治療：用藥治

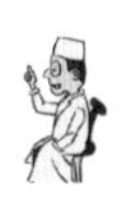

療的目的是減輕頭暈、噁心、嘔吐以及伴隨的失眠、焦慮症狀。頭暈發作時運用前三種辦法常常能自行緩解，若發作時間長、症狀嚴重者應酌情給予藥物治療。常用藥物如：安定、舒必利、倍他叮、敏使朗、眩暈停、氟桂利嗪等，一定在醫生的指導下使用藥物。

17、短暫性腦缺血發作患者的失眠如何應對？

短暫性腦缺血發作簡稱 TIA，也稱一過性腦缺血發作或「小中風」，是指在短時間內局部腦血流量減少引起的短暫性、可恢復性的神經功能障礙，若發作超過 2 小時常遺留輕微的神經功能障礙的表現，有時頭部 CT 及 MRI 會顯示腦組織缺血的改變。短暫性腦缺血發作目前是公認的腦血管疾病最重要的獨立的危險因素，若短時間內 TIA 頻繁發作是腦血栓的「特級警報」，4% ～ 8% 的完全性腦血管疾病是發生於短暫性腦缺血發作即 TIA 之後。短暫性腦缺血發作多見於中老年人，以 50 ～ 70 歲的男性較多，發病突然，迅速出現神經功能障礙的體徵，數分鐘達到高峰，持續數分鐘或十餘分鐘緩解，不遺留後遺症；通常反覆發作，每次發作症狀都相似。因為此類患者常常合併高血壓、糖尿病、心臟病和高血脂症等慢性疾病史，而且短暫性腦缺血發作後有近 30% 的病人會發展成為腦梗塞，30% 的患者發作頻率較高，故影響到患者的日常工作和生活，甚至產生抑鬱狀態，並導致失眠。對於短暫性腦缺血發作患者的失眠應對辦法主要是如下幾方面：

⑴科學合理的飲食。合理的飲食可以增加短暫性腦缺血發作病人機體的抵抗力，有利於病人早日康復，有利於改善抑鬱狀態，改善睡眠。短暫性腦缺血發作病人飲食的基本原則，我們歸納了一下：三多、兩適量、四限制。即多吃含鉀、鈣的食物，多吃新鮮蔬菜水果，適量補充蛋白質，適量進食海產類食物，限制食物熱量，限制脂肪吸收，限制食鹽用量，限制刺激性食物。①適當控制飲食的總熱量：短暫性腦缺血發作的病人一般體型肥胖的較多，再加上活動量少，因此飲食要有節制，每餐飯菜量不宜吃得過多過飽，以八九分飽為宜，保持熱量攝入平衡。②限制脂肪和膽固醇的攝入：短暫性腦缺血發作患者多數血脂偏高，對脂肪的攝入尤其是飽和脂肪的攝入需嚴格限制，如肥肉、動物油脂、內臟、奶油以及含膽固醇高的食品不用為宜，以免加重病情。在使用植物油時也要注意全日的使用量不宜過多。食物

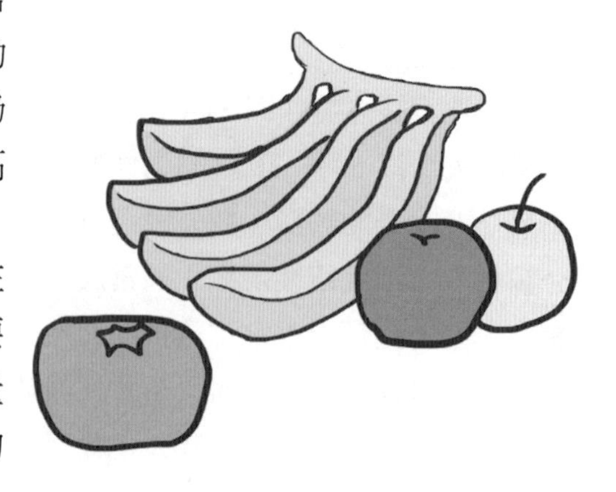

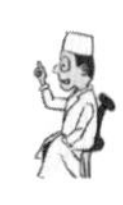

易清淡便於胃腸消化。③食物要多樣化：注意葷素搭配、粗細混吃。蛋白質的補充既要不過多吃肉蛋，又要注意補充奶類、豆製品類蛋白質，以增強病人抵抗力。④少吃甜食，控制糖類的攝入：對白糖糕點、巧克力一類糖要適量控制。多吃糖會使糖轉化為脂肪，造成肥胖，使血脂升高，加重病情。⑤多吃蔬菜水果：蔬菜水果含有豐富的維生素，特別是維生素 C、胡蘿蔔素和礦物質鈣、磷、鉀、鎂等及較多的膳食纖維，這些都對改善短暫性腦缺血發作產生良好作用。

⑵避免短暫性腦缺血發作的誘發因素。生氣，勞累，用力過猛，精神因素，氣候的變化，頸椎病以及停服降壓藥等誘發因素與病人的年齡，工作性質尤其是血壓的波動或腦部血流供應的變化有著密切的關係。①勞累與精神因素：情緒的激動和過度的疲勞可使血壓升高，血液黏稠度的改變，由此造成的血管薄弱處的破裂或損傷以至引發短暫性腦缺血發作或腦血栓形成。②季節變化：寒冷或炎熱等外在環境的刺激使患者血液黏稠度的改變。因此，老年人如果患有腦動脈硬化、高血壓、頸椎病、心臟病應注意及時消除和避免以上因素。③空調的使用不當是這類人群發病的一大誘因，「人體感到涼快的溫度一般為 24℃左右，當出現 35℃以上高溫時，內外溫差就會超過 10℃，容易引起血管收縮，血壓的不穩定是引起睡眠問題的一大常見原因，主要表現為早醒，凌晨兩三點醒來後就輾轉反側，再也睡不著。此外，長期窩居空調房中，缺氧會導致人頭腦昏沉，睡覺時多夢、睡眠品質

不好。高溫情況下，人體的代謝速度加快，對氧耗的需求本來就增加了。而失眠高發人群以中年人為主，他們往往都存在不同程度的血管硬化、血管彈性差、血管內壁有附著物等問題，在溫差大的環境中進出易引起血壓波動，此時不但會影響睡眠，還可能導致血管壁沉著物脫落，引起腦梗塞等中風意外。提醒失眠者，開空調時，應養成正確的使用習慣。首先要定期開窗通風，晚上臨睡前或早起後應先開窗讓空氣流通後再降溫。④控制高血壓、高血脂、糖尿病。高血壓也可以引起腦血管內皮結構的變化，使血管壁滲透性改變，凝血機制發生障礙、內膜增厚、管壁狹窄而導致供血不足。失眠容易引起血壓、血糖、血脂的「三高」，進而導致失眠患者出現腦血管疾病症狀，形成「惡性循環」。⑤戒除菸酒。吸菸可興奮交感神經，導致血壓增高，直接作用於動脈壁，使之發生脂肪變性，並增加血小板聚集和黏附降低血管內皮細胞的屏障功能，使血小板大量聚集而導致動脈血栓栓塞。

(3)藥物治療：發現病症必須就診醫生治療。短暫性腦缺血發作治療的目的是消除病因、減少及預防復發、保護腦功能。對病因明確的針對病因治療，控制危險因素，如高血壓、糖尿病、心臟病、高脂血症等，戒除菸酒等；其次運用抗血小板聚集藥物、血管擴張劑等，需在醫院接受正規的治療。出現失眠時，為避免「惡性循環」，可在醫生指導下運用鎮靜安眠類藥物治療。

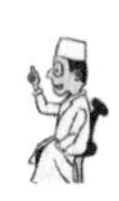

18、如何應對多發性硬化患者的失眠？

多發性硬化症（簡稱 MS）是中樞神經系統和免疫有關的發炎及脫髓鞘疾病。多發性硬化的特徵是中樞神經系統功能障礙的症狀和體徵的「多樣化」，患者的症狀會出現反覆的緩解和復發。最常見的發病症狀為感覺異常，出現在一個或幾個肢體，身體或一側的面部；腿或手的無力或笨拙或視覺障礙，例如單眼的部分性失明與眼球活動時的疼痛，視物模糊或暗點。其他常見的早期症狀包括：眼肌癱瘓造成的複視，一個或多個肢體的短暫無力，輕微的步態障礙，一個肢體的輕度僵硬與異常的易疲乏，膀胱控制困難，眩暈，以及輕度的情緒障礙。多發性硬化症發病率較高，呈慢性的病程，並傾向於年輕人患病，所以目前估計世界範圍內的年輕的該病患者約有 100 萬人。多發性硬化症在臨床上被明確診斷後，因為該病復發率較高，患者常常感到非常恐懼、無助，不知道該怎麼辦了，感覺得了多發性硬化症意味著失去了生活的權利，會有悲觀、失落，並出現失眠、抑鬱等症狀。

應對多發性硬化患者的失眠辦法主要是如下幾方面：

(1)調理飲食。目前科學家們已經發現人們的日常飲食和多發性硬化症的發病有著千絲萬縷的關係。越是經常攝入肉類食物，發病的機率就越高。魚類食物對疾病有正面作用。對於多發性硬化症患者來說，做到平衡膳食對維持良好的身體狀況很重要，利於改善睡眠。許多學者認為，不適當的飲食可能是多發性硬化症的發病原因之一。患者應該保持均衡飲食，不挑揀，多種類。有證據表明，魚肝油、植物不飽和脂肪酸可能具有預防多發性硬化症復發的作用，所以同心血管疾病一樣，建議患者採取低脂、高纖維膳食。①主食以五穀雜糧為主：如糙米、薏仁、黃豆、綠豆、紅豆、芡實、高粱、小米、黑糯米、胚芽米、菱角、蓮子、全麥麵條、堅果類。②宜維持理想體重，以減輕不適。③宜吃小麥草汁、牧草汁、明日葉汁、藍莓、芽菜類。④宜多補充豐富維生素，如B群、C、E與礦物質如鈣、鎂、錳、鋅、硒。⑤宜少油、少鹽、少糖。⑥宜吃三寶粉，如小麥胚芽、啤酒酵母、大豆卵磷脂。⑦宜吃海藻類食物，如海帶、紫菜。⑧忌吃油膩厚味食品：如肥肉、火腿、臘肉、香腸、鹹魚、培根、炸雞、熱狗、漢堡、肉罐頭、肉鬆等。⑨忌高膽固醇的食物，如：蛋黃、肝臟、蝦、蟹，忌菸、酒，忌吃各種油炸、油煎及燒烤烘焙的燥熱性食物，如炸豬排、油條、臭豆腐、炸薯條、燒餅、洋芋片、奶蛋糕、甜甜圈、小西點；忌辛辣刺激性食品，如辣椒、胡椒、芥末、咖哩等。

⑵調整生活方式。一旦患有多發性硬化症，患者很有必要重新規劃一下生活方式。但是，這並不意味著一定要改變確診前已經擁有的正常生活，透過安排正確的休息時間以緩解因為MS引起的疲勞，減少疾病帶來的壓力，減輕並改善失眠。①多發性硬化症患者需注意節約體力：患者每天要有計劃表，恰當安排自己的日常生活或工作，包括先後順序。

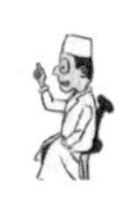

有的工作必須當天完成的應先做，不急的可以推遲到明天或後天再做。有的事情並不是每天必須做，一天完不成延長時間分開做，什麼時候和怎樣去做應優先從不引起疲勞和過度消耗體能考慮。一個人不能完成或勉強能完成的事情，最好有他人幫助完成，避免體能過度消耗。比如在準備三餐時，可以提前把所需要的各種配料收集全，放在伸手可及的位置，然後採坐位進行，力爭做到從原料到成品流水線樣一次完成。②要注意保持良好的心態，既然已經來了，就不能逃避。曾有人說：「要重視困難也要藐視困難」。所以，平時可以做一些自己喜歡的事情，忘掉自己是個病人，而且也不要把自己當作病人看待，逐漸調整心情。③適度鍛鍊身體，增強體質。MS 患者就是因為體質弱，容易成為易感人群，所以每天你都要堅持鍛鍊身體，鍛鍊身體以自己的情況為宜，不能勉強，能走的就走走，能動手的就動動手，能小步跑就慢慢跑。每次時間不要過長，開始 10 分鐘，以後適應了再增加到 20 ～ 40 分鐘。透過增強體質來預防疾病復發。④遠離公共場所，最好每天到環境好的公園或者綠化多的地方走走，到醫院或者人多的場合要帶口罩。春秋交替時節一定要注意天氣，記得加減衣服。⑤夏天不要在太陽下曝曬，不要洗太熱的熱水澡（桑拿、三溫暖最好不洗）。

(3)藥物治療：患者失眠症狀嚴重時，可在醫生的指導下酌情用藥治療。

19、如何應對顏面神經麻痺患者的失眠？

顏面神經麻痺也稱顏面神經炎、貝爾氏麻痺、亨特綜合症，俗稱「面部中風」、「面癱」，是以面部表情肌群運動功能障礙為主要特徵的一種常見病、多發病，它不受年齡限制，略多見於男性，一般症狀是口眼歪斜，近幾年發病有明顯增高的趨勢。顏面神經麻痺患者面部往往連最基本的抬眉、閉眼、鼓嘴等動作都無法完成，不能皺額、皺眉、閉目、角膜反射消失，鼻唇溝變淺，不能露齒、鼓腮、吹口哨等，多見於受寒、耳部或腦膜感染、神經纖維瘤引起的周圍型顏面神經麻痺，此外還可出現舌前2/3味覺障礙，說話不清晰等；進食時，食物殘渣常滯留於病側的齒頰間隙內，並常有口水自該側淌下；由於淚點隨下瞼外翻，使淚液不能按正常引流而外溢。「面部中風」雖然不會危及生命，但多為突然發病，會給日常生活帶來很大影響，不僅患者面貌受損，而且連最基本的鼓腮、努嘴等動作都無法完成，生活品質嚴重下降，精神狀態會受到影響，會產生緊張、焦慮、恐懼的心情，擔心面容改變而羞於見人及治療效果不好而留下後遺症，故產生了失眠。

應對顏面神經麻痺也稱「面部中風」患者失眠的辦法，主要是如下幾方面：

(1)調整心態：患者對顏面神經麻痺有不同程度的心理表現，有的對治療充滿信心，有的失去信心而產生悲觀失望的

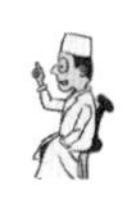

情緒，並導致失眠。應針對患者不良的心理表現，耐心向病人解釋，只要患者保持良好的心理狀態，穩定的情緒，堅持治療，改善睡眠，面部的功能才會恢復正常，一般不會留下後遺症。並正確運用「語言」對患者進行啟發疏導，使患者消除顧慮，克服內心憂鬱、苦悶和緊張，增強戰勝疾病的信心，促進疾病的康復。

⑵合理的生活習慣：注意局部護理，改善睡眠。①在治療期間，鼓勵患者合理安排好工作、學習、生活、休息，調整飲食，避免情緒的激動和不良因素的刺激，並加重失眠。②指導患者掌握一些家庭康復自護的常識，如按摩面部鬆弛的皮膚，叩齒，鼓腮，皺眉，用中藥煎水熱敷面部；避免直接吹風，睡眠時勿靠近窗邊，以免再受風寒；注意不能用冷水洗臉，注意天氣變化，及時添加衣物防止感冒；③對年齡較小的患者，還要做好患者家屬的工作，以達到配合治療的目的。④眼部護理：由於眼瞼閉合不全或不能閉合，瞬目動作及角膜反射消失，角膜長期外露，易導致眼內感染，損害角膜，因此須減少用眼動作。在睡覺或外出時應佩戴眼罩或有色眼鏡，並用抗生素滴眼，眼膏塗眼，以保護角膜及預防眼部感染。⑤口腔護理：進食後要及時漱口清除患側頰齒間的食物殘渣。⑥患者可對鏡進行自我表情動作訓練：進行皺眉、閉眼、吹口哨、示齒等運動，每日 2 ～ 3 次，每次 3 ～ 10 分鐘。促進面部功能恢復，增強自信心並減輕失眠。⑦減少刺激。尤其是減少光源的刺激，如電視、電腦，紫外線等，

睡眠環境要安靜、舒適。面部抽搐時，應雙眼緊閉，嘴緊閉。

⑶良好的飲食習慣：由於嘴歪的狀況，顏面神經麻痺患者因病情的原因導致了咀嚼不便，進食量減少，嚴重的造成了患者潛在的營養失調，故應加強飲食調護，從少量食物開始，讓患者逐漸掌握進食的步驟。家屬應指導患者將食物放在健側舌後方，細嚼慢嚥，少量多餐，以滿足機體需要，根據患者的體質，合理調配飲食，根據病情給予半流質或普食，應以清淡，易消化飲食為主，避免辛辣、酸、乾、硬、粗糙食物。進食前後做好口腔護理，如漱口、清潔口腔、防止口腔潰瘍等，從而減少影響睡眠的因素。

20、重症肌無力患者產生的失眠如何應對？

重症肌無力是一種自身免疫性疾病，在一般人群中發病率為 8 ～ 20/10 萬，患病率約為 50/10 萬，常見於 20 至 40 歲，40 歲前女性患病率為男性的 2 ～ 3 倍；中年以上發病者以男性較多，10 歲以前發病者僅佔 10%，家族性病例少見。臨床表現主要為骨骼肌異常，即容易疲勞，經常是清晨時的肌肉活動比較有力，但是到下午或傍晚時症狀加重，大多數患者的眼外肌的提上瞼肌易受影響，隨著病情發展涉及多個眼外肌，出現複視，影響視物，後眼球可固定。此外肌肉的無力還可表現為如：講話太長，逐漸低沉的聲音，發音不清

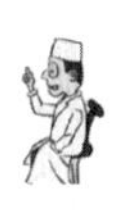

和聲音嘶啞；表情困難，閉眼無力；抬頭困難，行走無力；由於吞嚥肌的無力，可能會影響咀嚼和吞嚥功能，有飲水嗆咳，甚至出現呼吸困難，有時症狀可暫時緩解。疾病常呈緩解、復發和惡化並交替出現的病程。對於重症肌無力的患者來說，這是一種病程長的疾病，這種疾病對患者的影響是很大的，老人擔心家人嫌棄，而年輕人則擔心事業、婚姻受到影響，所以不少患者會產生失望、悲觀的情緒，並導致失眠。

對於重症肌無力患者產生的失眠，其應對辦法主要是以下幾方面：

⑴保持良好的心態，振作精神面貌。①患者主要須保持心情舒暢，振作精神：患者應該要對自己的身體負責，每天身心緊張、不好的心情會導致失眠，並使疾病加重，所以說，患者一定要保持心情舒暢、振作精氣神。精神情志活動與人體的生理變化有密切關係，精神愉快，則氣血調和，臟腑功能協調，正氣旺盛，不易發生疾病，即使疾病發生，也能很快恢復；相反，若精神抑鬱，則可使陰陽氣血失調，臟腑功能失常，正氣減弱，從而發生疾病。②我們知道抑鬱、恐懼是一個病人常有的心態，各年齡段的患者均有。當患者初次進入醫院，難免對醫院環境和醫護人員感到陌生、恐懼。這時候醫護人員應熱情接待新入院患者，指導患者盡快熟悉醫院環境。而親屬則應多陪同患者聊天，疏解其來到陌生環境的抑鬱和恐懼感。家屬可以親情鼓勵病人，讓病人有積極樂觀的治療信心，減少病人的心理負擔，避免精神刺激和過度

用腦勞累，減輕失眠，防止病情加重。

⑵心理治療：患者的心情抑鬱、失眠會影響疾病在他們體內的嚴重程度，也會影響疾病的緩解過程，而病程延長或加重又會導致情緒的波動及失眠的加重，出現惡性循環，故必要時患者可配合進行心理治療：①以情制情法：主要就是用言行、事物為手段，激起患者某種情志變化，以達到控制其病態情緒，促進身心康復的方法。如對神情抑鬱低沉的患者，喜笑調護法頗為適合，可採取講故事、說笑話、聽相聲、看滑稽戲劇表演等，使患者嬉笑一番，心境快樂。②環境爽神法：選擇環境優美、風物宜人之處，以陶治性情，爽神養心，促使康復的方法。具體環境可選擇充足的陽光、清新的空氣、宜人的香花，居室宜通風透光、清靜寬蔽，色彩佈置宜根據心情和病情而定，以爽心悅目為佳。患者在積極的狀態下，心情會很高興，很快樂，而快樂的心態可以幫助患者緩解壓力，不給自己太多的消極情緒，對生活充滿信心，有助於緩解病情，改善失眠。

⑶調理飲食，規律生活，改善睡眠。①重症肌無力患者一般都有「晨輕暮重」的趨勢，因此患者要養成有規律的起居習慣，安排好每天的生活秩序，不要熬夜，勞逸結合。患者運動過量會加重症狀，但這並不代表著患者不能運動。適量的運動可以增強患者的體質，所以家人可以協助患者根據病情選擇適量的有助於恢復健康的運動。病情較重的病人或長期臥床不起的病人，家人可以進行適當的按摩以防止褥瘡

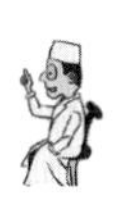

的產生。重症肌無力患者抵抗力較差，傷風感冒不僅會促使疾病復發或加重，還會進一步降低機體對疾病的抵抗力，因此，患者要避風寒，防止感冒。②生活有規律的同時，患者還須注意飲食調理。要多吃富含高蛋白的食物，如雞、鴨、魚、瘦肉、蛋類、豆製品（治療期間忌食綠豆）及新鮮蔬菜水果等，同時應該要注意食物的易消化性，不吃粗糙、難以消化的食物。此外，忌食生冷、辛辣的食物，不能吸菸喝酒，從而減輕症狀，調整心情，改善睡眠。

⑷藥物治療：失眠症狀嚴重時，必須在醫生指導下進行藥物治療，切忌隨意使用鎮靜催眠藥。

21、兒童入睡困難伴突然騷動、喊叫如何應對？

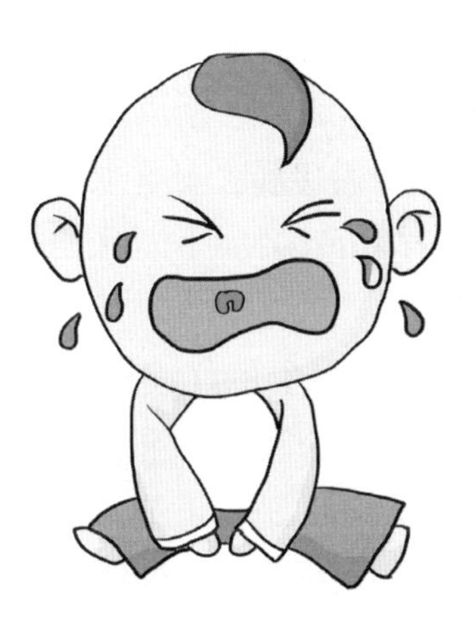

兒童入睡困難且於入睡後 15 ～ 30 分鐘時，常出現睡眠中發作性騷動、喊叫，稱為「夜驚」，為患兒在睡眠中突然被強烈的驚嚇所驚醒，表現為從床上突然坐起，喊叫、哭鬧、雙目凝視和表情恐懼，有時驚人的尖叫狀如被連續鞭打，同時伴心率增快、呼吸急

促、皮膚潮紅、出汗、瞳孔散大等自主神經症狀。5～7歲的孩子更為多見，男孩略多於女孩。發作時意識模糊、呼之不應，持續1～2分鐘後自行停止，繼續睡覺。早晨兒童醒來時無任何回憶或僅有模糊的不愉快夢境。

兒童入睡困難伴突然的騷動、喊叫時應對辦法主要是以下幾方面：

(1)正確認識病症。兒童時期的神經、大腦發育尚未健全。中樞神經系統的抑制部分，尤其是控制睡眠覺醒的大腦皮質其發育並不成熟，對孩子的睡眠具有一定的影響。這是孩子正常生理發育的自然現象。如果孩子發作「夜驚」的情形不很明顯或偶爾為之，父母們則不必過分在意。隨著孩子的成長，身體各部分發育的逐漸成熟，症狀就會逐漸消失了，這種狀況是屬於過渡性的。

(2)不要試圖叫醒孩子。要知道，你想要安撫他的任何努力都沒用，因為夜驚的孩子無法真正平靜下來，而如果你試圖去抱他，可能反而會讓他掙扎得更加劇烈。所以，只要孩子沒有受傷的危險，你就不要透過身體接觸去安撫他。父母應先冷靜，說話聲音平和，擋在孩子和危險物（例如床頭板）之間，等著孩子自然平靜就行了。

(3)養成良好的睡眠習慣。①睡眠品質的好壞直接影響著孩子身體和大腦的發育。良好的作息習慣和睡眠衛生，如：睡覺時不要開著燈，室內空氣流通，睡姿正確，睡前不要吃過多的東西等等，能夠促進大腦正常發育並得到充分的

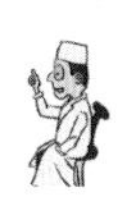

休息。②白天適度增加孩子的運動量，不僅可以增強體質，還能促進腦神經遞質的平衡，而且孩子白天的活動多了、累了，晚上也容易睡得深，提高睡眠品質。

⑷對孩子進行心理疏導，幫孩子放寬心。排除了生理和身體上的因素，父母們就要盡量避免那些可能引發夜驚症的事情發生，包括情緒的焦慮、壓抑、緊張不安等等。有些情緒刺激是暫時或臨時的，比如白天玩得太瘋狂、晚上看了恐怖驚悚的影片或聽了恐怖故事。這個年齡的孩子語言能力和思考能力都有了大幅提高，想像力也變得豐富，因此這些刺激會使他們做各種各樣的夢，也就可能導致孩子當晚或這幾天夜裡出現夜驚；還有一些情感上的刺激，比如有親人突然離世，尤其是自小就與他生活在一起的家人；爸爸媽媽出差之類的情況；再比如單親家庭，這些心理情感上的刺激，往往會比較微妙和深入，給孩子精神上的壓力和緊張感也會更大。再有就是家長對孩子的要求過高過苛或者態度激烈，也會讓孩子感到焦慮不安，從而夜晚睡覺出現驚厥。所以應從客觀上解除孩子心裡的壓力，同時以講故事、做遊戲的方式，對孩子進行有針對性的心理疏導，讓他們解除焦慮、放鬆身心，培

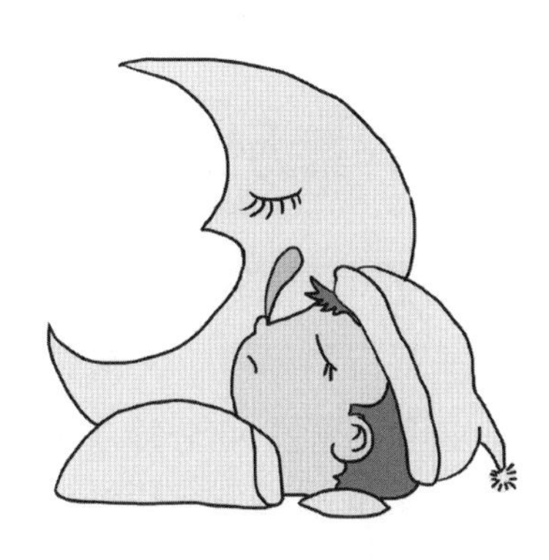

養孩子堅強的意志，開朗的性格。在上床後，家人親切地陪孩子說說話，或共同聽一段輕鬆的音樂，也往往能讓孩子心情愉快地入睡，這是避免夜驚的好方法。

⑸藥物治療：一般無需刻意治療。隨著年齡的增長，待孩子神經生理發育成熟後，或排除了主要的心理因素，夜驚就會逐漸消失了。當孩子出現夜驚症狀時，如果孩子白天沒有異常，最好是繼續觀察幾天。若每天都出現夜驚的症狀並持續 3 週以上，家長就應帶孩子到醫院進行諮詢。因為持續的夜驚則可能是由一些病理因素引起的，如大腦神經營養供應不足、大腦發育有異常、大腦皮層中樞、丘腦、垂體等大腦器官之間的相互調節不好，內分泌等原因造成的肥胖，以及嚴重的鈣缺乏症，都是可能導致夜驚發作的病理性原因。這就需要到醫院請醫生診治了，並根據醫生診斷的原因，對症治療。

22、如何應對老人入睡困難且伴暴力性行為？

老年人入睡困難且於入睡後出現的與夢境相關的暴力行為的發作性疾病，叫做「REM 睡眠行為障礙」。常見於 60 ～ 70 歲，多見於男性。發作常出現於睡眠 90 分鐘之後，每週 1 次或每晚數次。表現為在生動的夢境中出現特徵性暴力行為，如講話、大笑、喊叫、哭泣、咒罵、做手勢、伸手、

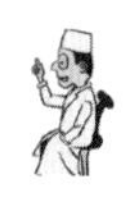

抓握、上肢連續打動、拍擊、坐起、躍下床、爬行、奔跑、拳打腳踢、翻滾、跳躍等，可自傷或傷及同床者，伴憤怒語言或叫喊，極大聲才能喚醒，可詳細回憶噩夢情境，如被襲擊和逃跑等。REM 睡眠行為障礙的病程以慢性常見，發病可以緩慢，也可以較快，病程呈進行性，自發緩解的情況非常罕見，嚴重影響到睡眠並易傷及家人。

關於老年人入睡困難且伴暴力性行為的應對辦法主要是以下幾發方面：

⑴良好的睡眠環境。①臥室一定是舒適的、安靜的環境，避免噪音、強光的刺激，以利於情緒平穩；臥室內溫度應適宜，避免過冷、過熱；臥室的色調應以「暖色調」為主，如淡黃色、米色等，避免大紅色等亮色調，以減少大腦皮層的興奮性，以免加重失眠。②應指導患者做好睡眠環境（臥室和床）的安全防範措施，包括移走臥室裡材質比較堅硬的家具、選擇軟硬適中的床墊、降低床的高度，必要時還可在床周圍鋪軟墊、加裝比較柔軟的護欄等。對發生傷害睡伴行為較頻繁或潛在後果嚴重的患者，可以建議分床睡眠。對於老年人入睡困難且伴暴力性行為發作比較頻繁的患者，這類防護措施是最基本的。

⑵藥物治療：目前緩解症狀療效最佳的是氯硝西泮，據報告可使 90% 患者的症狀減輕。劑量一般在 0.5 ～ 2mg，睡前 1 小時左右服用，大多數接受治療的患者對氯硝西泮的耐受性較好。注意用藥必須在醫生的指導下使用。

23、失眠伴入睡後常做噩夢如何應對？

多夢是失眠患者普遍出現的現象之一。有些人失眠，且睡眠過程中與夢境，甚至是惡夢相伴，睡眠品質無法保證。因為恐怖的夢境不免給人帶來恐懼和焦慮之類的情緒，所以第二天的睡眠品質往往又受到影響。可見，噩夢實因失眠症而生，同時也加重失眠症。因此，要想解決夜間無法熟睡的問題，擺脫噩夢是一個必備步驟。噩夢與睡眠的驚醒程度密切相關，如果平時噩夢頻發，睡眠中就比較容易驚醒。曾有調查證實，對於頻繁做夢的人只需要20分貝的音量便足以把他們喚醒。噩夢就更不必說，做夢者即使沒有外界刺激也能自己驚醒。所以，噩夢是對睡眠品質低下、失眠有著推動作用的、亟待解決的問題。那麼，失眠多噩夢怎麼辦呢？俗話說：「日有所思夜有所夢」，夢是和現實存在一定聯繫的，所以解決失眠伴噩夢還要從日常生活中找方法，主要是如下幾方面：

(1)正確對待失眠伴噩夢。①失眠伴噩夢並不可怕，怕就怕有心理負擔。要解除對失眠、噩夢的顧慮，樹立「少睡一晚也無礙」的觀念。每個人需要的睡眠時間也不同，有些人即使長時間睡眠偏少，也不會影響身體健康。所以，如果沒有嚴重的睡眠不足感，哪怕一天只睡5個小時或者連續幾個晚上睡眠都較差，也是正常的，無需為睡眠不足而煩躁擔心、顧慮重重。②根據惡夢的內容尋找現實中的誘因，之後

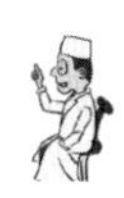

針對當事者的心理矛盾給予合理的指導以消除噩夢產生的根源。

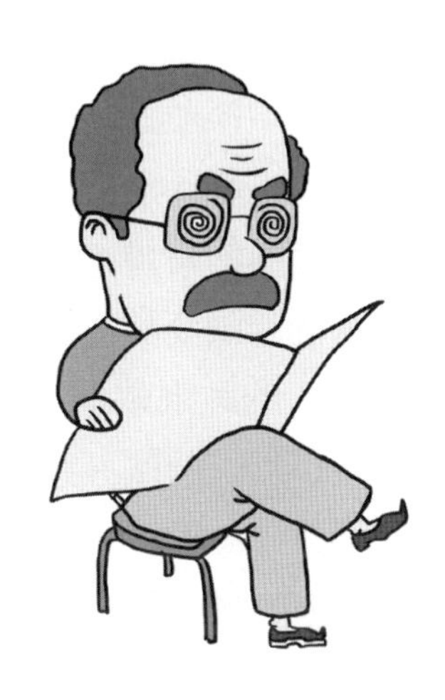

⑵放鬆心情。人在十分放鬆的狀態下，噩夢是不會出現的，所以失眠患者要盡量使自己心情得到放鬆。要做到這一點可以從以下幾方面著手：白天盡量多做些事，也可以做些體育運動，讓自己疲憊；睡前避免接觸不良刺激，忌看易形成噩夢情景的影片或小說，可以適當聽些輕鬆舒緩的音樂；最好不要過度用腦，以免大腦皮層過度興奮而引起夢境。生活壓力使人精神緊張，白天工作、學習、生活中的許多事情或許會強烈影響你的情緒以至於夜晚也無法入睡。所以，在睡覺之前要拋開種種雜念，放鬆心情，同時，要消除對失眠的恐懼心理，充分做好身體和心理上的放鬆。有意識的使自己的活動遵循正常的自然節奏，保持平穩的心態，對睡眠大有幫助。

⑶調整睡眠習慣，營造良好的睡眠環境。①生活不規律是造成失眠的重要原因。要形成正常而有規律的生活節奏，養成按時睡覺、按時起床的好習慣。每晚不管睡不睡得著。也要按時上床，即便是週末也不能試圖補覺。也不要因為昨夜睡得少，今晚則早早上床以「彌補」損失。②臥室環境的

好壞對睡眠有重要影響。臥室內應該保持安靜、溫度適宜、光線柔和、暗淡並適當通風。床舖和被褥清潔、舒適；枕頭的高度適宜、軟硬適度，最好使用帶有頸墊的枕頭。③右臥睡姿；仰著睡的時候，雙手雙腳自然垂直，枕頭不要過高。這種良好的睡眠姿勢也能杜絕惡夢出現。④入睡前的活動直接影響著人的睡眠效率。入睡前 20 分鐘用溫水泡腳或做足穴按摩可以促進睡眠。此外，睡覺前不要吃得太飽，不宜喝咖啡、濃茶、酒等。

⑷參加體能活動。參加體能活動和體力勞動，既可增強體質、調節大腦功能，還容易使人感到身體疲勞，促進睡眠。為保證充足深沉的睡眠，減少噩夢的發生，要保持有規律的運動。專家們推薦每天運動 20 ～ 30 分鐘，並在睡前 3 小時完成。對長期患失眠症的人也可以試著在晚間散散步，地點最好選擇在居家附近，距離不要太長。

⑸注意調理飲食。失眠症患者平時也要注意營養的均衡，少吃辛辣及高脂食物、控制飲酒量。有研究證實，辛辣食物能提高體溫，睡前吃會擾亂睡眠，導致頻頻做噩夢；白天吃高脂肪食物越多，睡眠品質變差的機率就越大；飲酒過多也有可能導致噩夢出現。

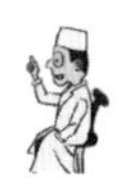

24、睡眠時有呼吸暫停現象而導致的失眠如何應對？

緊張的工作易使人們身心疲憊，良好的睡眠才能確保大腦和身體得到充分的休息。打呼，也就是打鼾，曾一度被認為是身體健康睡得香的標誌。實際上醫學研究證明，這一說法並不正確。睡眠醫學研究證實，在成年人群中大約有 20% 的人有打鼾現象，在 40 歲到 70 歲的人群中大約有 30% 的人有這種現象。人在夜晚睡眠時肌肉放鬆，在正常情況下氣道可以保持暢通，允許氣體自由的進出。如果當咽部組織肥大或肌肉在睡眠時過於鬆弛，則氣道可能會部分受阻。當氣流從鼻或口經過這個狹窄部位時，咽部結構產生振動並彼此共振，由此產生鼾聲；如咽部組織將氣道完全阻塞，氣流完全無法進入肺部，此時就會出現呼吸暫停。如果打鼾比較嚴重，發展到睡眠中每小時有 5 次以上的呼吸暫停症狀，而且有血氧飽和度下降的情況發生，那就會損害身體健康，會出現嚴重併發症，如肥胖症、高血壓、冠心病、糖尿病、脂肪肝及高血脂等疾病就會產生。這種會損害

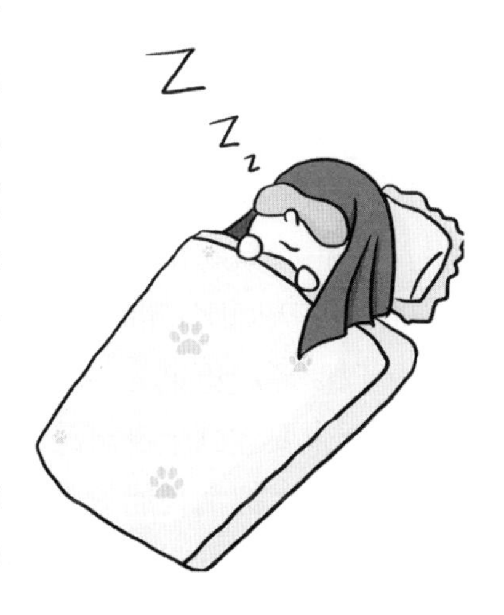

人體健康的「鼾症」，稱作睡眠呼吸暫停綜合症。症狀嚴重的患者不能仰臥位睡覺甚至不敢上床睡覺，出現失眠甚至恐睡眠症。

睡眠時有呼吸暫停現象而導致的失眠應對辦法主要是如下幾方面：

⑴控制體重。體重超重者患睡眠呼吸暫停綜合症的機率較體重正常者大 3 倍。約有 1/3 的病人身體肥胖，致頸部粗短；80% 的患者有不同程度的超重。因為肥胖者的氣道周圍脂肪組織沉積，管腔變小，上氣道肌肉組織脂肪浸潤，可引起肌肉連接處鬆弛。此外，肥胖對健康的危害性眾所周知，軀體脂肪分佈，特別是軀體上部肥胖比全身肥胖更危險，減肥的目標是將體重保持在正常範圍之內。

要達到順利減肥的目標，就要注意平衡膳食，控制飲食，不要吃過多的動物脂肪，應多吃蔬菜水果等低熱量的食物；飯量控制在七成，尤其晚飯不要吃太多的高熱量的食物；要盡量不參加各種應酬晚宴，盡量不飲酒；睡覺前不吃任何食物；平時不吃零食。肥胖的人群早晨一般食欲不好，到了晚上，不但晚飯吃得多，飯後還不斷地吃零食，這樣只會加速肥胖。每天睡眠時間應保持 7 ～ 8 小時，而且要做到定時睡覺，以便形成恆定的生理時鐘；每週要有 2 次以上的有氧運動，至少要達到全身出汗的程度。如果體重超標，透過以上各種努力，把消耗能量大於攝入能量的話，體重控制到正常水準是完全有可能的，關鍵是在於堅持。

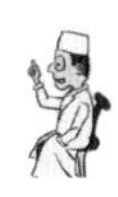

⑵控制胃酸逆流。睡眠醫學研究發現，有胃酸逆流的患者會造成咽喉部甚至鼻腔發生炎症腫脹，而引起睡覺時的打呼，打呼的患者因睡覺時憋氣，胸腔形成負壓而產生吮吸動作，也能把胃酸抽到咽喉部來，這兩種情況可以互為因果關係。所以要記住，睡前 4 小時之內不吃任何食物，以防止胃酸產生過多和胃酸逆流。

⑶睡前不要服用某些鎮靜劑、安眠藥以及抗過敏藥物。鎮靜劑、安眠藥以及抗過敏藥這些藥物會使呼吸變得淺而慢，並使肌肉比平時更加鬆弛，導致咽部軟組織更容易堵塞氣道。應養成定期鍛鍊身體的習慣，減輕體重，增強肺功能。睡覺採取側臥位，改變仰臥睡眠的習慣。此外，還應預防感冒。

⑷注意選擇合適的枕頭。睡眠呼吸暫停綜合症患者對於枕頭、睡姿的要求比較高。一個合適的枕頭雖然不能治療睡眠呼吸暫停綜合症，但卻可以很大程度減輕患者的打呼症狀。多數睡眠呼吸暫停綜合症患者知道睡軟枕頭不好，躺下去頭很容易向後仰，脖子和頭部自然的曲度發生，使喉部肌肉過度緊張，從而加重打鼾的症狀。於是不少患者便認為，較硬的枕頭應是減輕自己

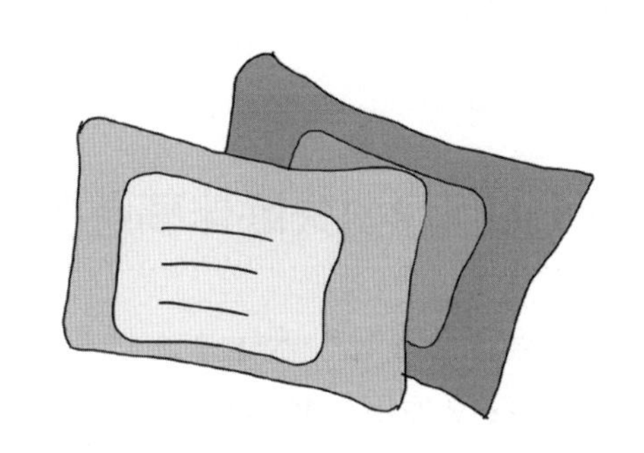

打呼症狀的首選。其實，這種絕對化的選擇是認識的盲點。要知道，過硬的枕頭由於彈性差，枕下去不易變形，枕頭會讓脖子窩住，使呼吸道的角度改變，呼吸不順暢，會加重打鼾的症狀。因此，對於睡眠呼吸暫停綜合症患者來說，選用合適的枕頭要注意把握好以下原則。

如何選擇軟硬適度的枕頭，並且其外形應符合人體工效學？①是枕頭應貼合頭頸部曲線，改變頭頸部上氣道肌肉及頜面部的骨骼結構變化，保持咽部和上氣道通暢。②是能改善呼吸中樞對呼吸的控制功能異常，保持呼吸中樞神經系統正常興奮性，有效保持睡眠時氣流通暢，最大限度地減輕睡眠呼吸暫停症狀。③是能夠調節其軟硬度與人體的適應情況，將人體的壓力與枕頭相應匹配的反彈力值匹配。④是喜歡仰臥的人，在選擇枕頭時將虎口向上握拳，枕頭的高度等於豎著的一拳高為宜。⑤是睡眠呼吸暫停綜合症患者不宜選擇彈力過強的枕頭，這樣頭部不斷受到外加的彈力作用，易產生肌肉疲勞和損傷，也會加重睡眠呼吸暫停綜合症患者打鼾的症狀。

25、如何應對失眠伴夢遊症？

夢遊症俗稱「迷症」，是指睡眠中突然爬起來進行活動，而後又睡下，醒後對睡眠期間的活動一無所知。發病率

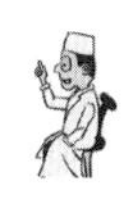

1% ～ 15%，兒童多見。患者常在入睡後 2 ～ 3 小時內從床上坐起，目光呆滯，做些無目的動作，如拿起毯子、移動身體等，然後再躺下睡眠；或起床後雙目凝視、往返徘徊，或刻板地做日常習慣性動作，如大小便、穿衣、進食、打掃衛生、拉抽屜、開門和開車等，可無目的遊走後隨地而臥，次日醒來驚詫不已。有時口中發聲，能與人答話，但口齒不清、答非所問。偶可按要求上床睡覺，能避開障礙，有時也被絆倒。受到限制時可出現衝動、逃跑或攻擊行為。發作時很難喚醒，次日清晨醒來病人通常都無法回憶起事情經過，患者在發作中若突然被喚醒常使患者對自己的行為感到恐懼，加重夢遊症甚至恐懼睡眠。

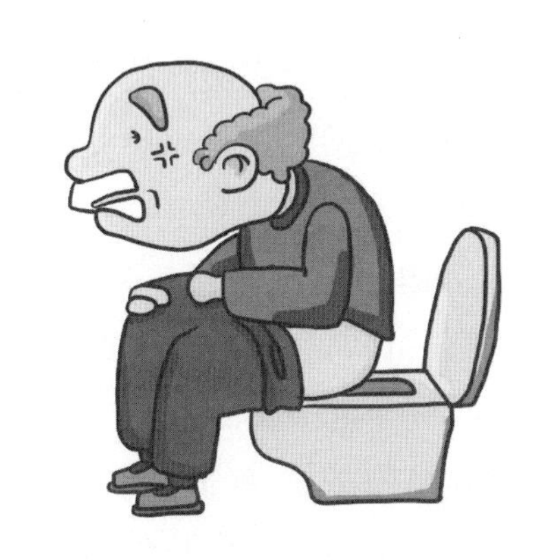

對於失眠伴夢遊症的應對辦法主要是如下幾方面：

⑴心理治療：夢遊症多發生於生長發育期的 6 ～ 12 歲的男孩，在排除器質性因素的基礎上，多與社會心理因素、生活節奏及生長發育因素有關。因此，應首先向家屬及患者解釋該病的特點及發生原因，解除患者及家屬的心理負擔，避免因孩子偶然出現夢遊行為而引起焦慮緊張的情緒，導致失眠並使夢遊症狀加重。向家屬及患兒解釋清楚，只要發作

次數不多，一般無需治療，但發作時應注意看護，防止意外事故發生。對正在發作的患兒應將其叫醒或將其引到床上。一般隨著年齡的增長，患兒的夢遊症狀會逐漸減少，最終徹底緩解。

⑵睡眠衛生教育。合理安排作息時間，培養良好的睡眠習慣，日常生活規律，避免過度疲勞和高度的緊張狀態，注意早睡早起，鍛鍊身體，使睡眠節律調整到最佳狀態；其次應注意睡眠環境的控制，睡前關好門窗，收藏好各種危險物品，以免夢遊發作時外出走失，或引起傷害自己及他人的事件；第三對該症患兒應注意保護性醫療制度，不要在孩子面前談論其病情的嚴重性及其夢遊經過，以免增加患兒的緊張、焦慮及恐懼情緒。

⑶藥物治療：該病發作次數不多時，一般無需進行藥物治療；對於頻繁發作者，可短期晚睡前服用安定 2.5 毫克，以減少或控制發作，用藥必須在醫生指導下使用。

26、孩子失眠時是否強制他入睡？如何應對？

孩子失眠時，父母或照護者不適當地強迫兒童入睡，這種行為是不正確的，導致孩子應該睡覺時故意拖延或拒絕上床，如要求喝水、上廁所、講故事或感到害怕等，引起入睡延遲，形成惡性循環。有時只有照護者採取訓斥、威嚇或毆

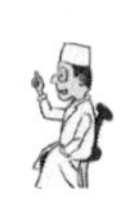

打等強制措施才能較快入睡，以至以後不用強制手段便不能入睡。睡眠不足會出現情緒不穩、煩躁、易激惹、注意力不集中和學習能力下降等。出現這種情況時應對辦法主要是如下幾方面：

⑴面對睡眠障礙的孩子，家長必須首先瞭解其誘因和種別。孩子失眠假如是身體原因引起的，要盡快去找醫生進行診治；假如是心理和社會因素的，爸爸媽媽要盡量排除家庭不良因素。有些在大人看來無關緊要的景象，往往會導致孩子的疑慮，所以要對孩子理解、寬容，給他關愛，切忌發怒，恐嚇和打罵。

⑵給孩子創造良好的睡眠環境。睡眠環境對孩子入睡有很大影響，家長要給孩子佈置一個舒適的睡房，並且要讓孩子天天都在相同的時間上床睡覺。睡前的一段時間要避免讓孩子接觸到過於興奮和恐怖的事情，給孩子一個輕鬆的心情預備睡覺。孩子上床後，爸爸媽媽可以陪孩子片刻，幫助他舒適、舒服地漸入夢鄉。

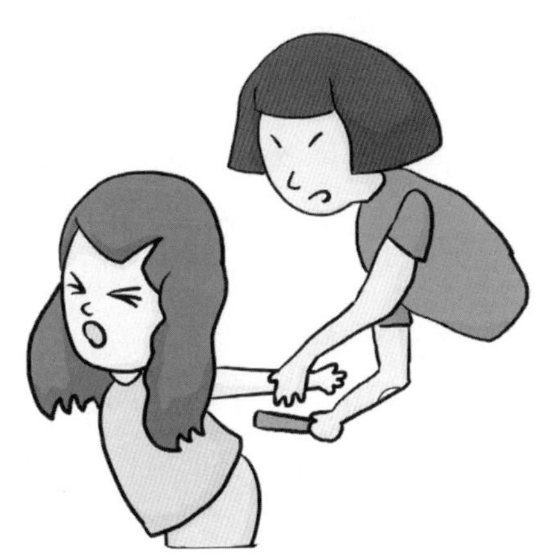

⑶做好孩子的心理疏導。孩子的睡眠障礙與社會因素和心理因素密切相關，因此，對有睡眠障礙的孩子，爸爸媽媽可以根

據實際情況配合心理醫生對孩子進行心理疏導。必要時可輔以藥物治療。在日常生活中，家長可以多和孩子談談心，瞭解他的苦惱，告訴他爸爸媽媽會幫助他的，讓他有安全感。

27、癲癇患者的失眠如何應對？

癲癇病是神經系統的一種常見病，引起失眠的原因是多方面的，包括疾病本身、藥物的副作用、社會偏見、治療不規範等等。①首先癲癇病本身可能會引起失眠，癲癇病有時會導致患者出現心悸、手抖、頭暈、頭痛等現象。有時還會出現一些肌肉痙攣。這導致癲癇患者無法入睡。有些患者早上會發病，這也縮短了患者的睡眠，而睡眠也會對癲癇病造成影響。②藥物副作用可能是引起失眠的原因，癲癇病治療是一個長期的過程，長時間的用藥可能會影響神經系統的正常代謝，造成睡眠障礙。③社會偏見也可能引起患者失眠，由於社會上的人群可能對癲癇病患者有歧視的心理，會影響患者的學習、戀愛、婚姻、就業等等，造成患者的心理壓力過大，導致失眠。④治療不規範也是引起癲癇病人失眠的原因，有些而且可能是佔相當大比例的癲癇病人輕信遊醫、巫神的說法，不按正規療程治療，而是用一些偏方，這樣不僅治不了病，還會加重患者的病情，對患者的心理造成更大的壓力，這也是癲癇病人失眠的原因之一。

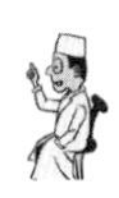

對於癲癇患者的失眠應對方法主要是如下幾方面：

(1)心理治療：癲癇患者往往對其頻繁發作產生恐懼、焦慮和緊張的心理，而導致失眠，另外由於患者往往很難治癒，同時受到社會或周圍人員的歧視而產生自卑心理與自閉現象，部分癲癇病人可以表現為精神異常性的發作或伴有各種精神障礙，所以家屬要注意觀察癲癇患者的異常精神表現與行為變化，同時要積極對病人從以下幾個方面進行心理治療：①幫助病人正確認識癲癇病：病人出於對癲癇病的高度緊張和自卑而拒絕承認自己是癲癇病人，這類病人往往很難配合醫生的治療，經常出現停藥與漏藥現象，另外一些病人是渴望一種正常人的生活，不能接受自己患病的現實，身體與心理上都得不到很好的休息，經常誘發癲癇發作，失眠與癲癇發作形成惡性循環。這兩類病人多是青年及中年病人，家屬給予病人更多的關愛，多向病人宣傳癲癇的可防可治，找病人談心，與病人交朋友，幫助病人承認癲癇病，鼓勵病人接受癲癇可能產生的社會影響。還有一類病人與家屬對癲癇非常害怕，一旦診斷後就認為自己什麼都不能做了，完全是一個病人，學生連體育課都不能上了，甚至家務事什麼也不能做，再加上家屬的遷就與保護，使病人基本上脫離社會，而且容易發展為性格古怪，甚至於嚴重的精神障礙，這種病人主要是青少年或老年發病者，主要的是鼓勵病人盡可能走出家庭、回歸社會，恢復正常的社會交往，在保證病人安全的情況下進行學習與工作，做一個對社會有用的人，在接受治療的前提下去掉自己的病人心態。另外一些病人對癲癇的認知只是偶爾抽搐一下，並不能影響什麼，發作後就看看醫生，然後也不吃藥，反覆發作後往往病情加重，這些病人多是成年人就要向其講述癲癇的危害性與危險性，說明癲癇長期治療的必要性。②給病人創造良好的心理環境：家屬的心理狀態往往嚴重影響病人的心理，所以家屬要避免精神過度緊張，怕讓別人知道了會沒面子的心理對病人影響是最大的，一定不能有，要多與病人進行溝通，瞭解病人的痛苦，幫助解決困惑。

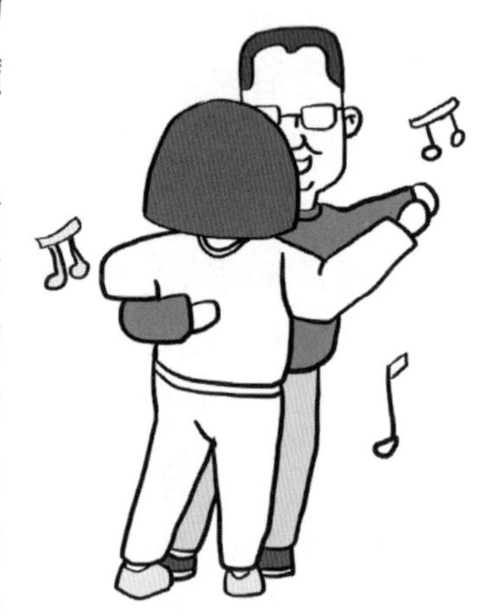

⑵建立良好的生活習慣。避免過度勞累、高熱等情況，避免刺激性食物，盡可能避開危險場所和危險品，不要單獨上山或下水，兒童不要進行強刺激性遊戲，成人避免開車、騎自行車等高度緊張的事情，減少發作，減輕失眠，避免形成惡性循環。

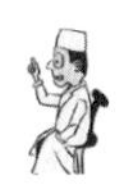

28、如何應對「長假」過後產生的失眠？

生活中很多人都有這樣的體驗：在「長假」過後會感覺厭倦，提不起精神，上班的工作效率低，甚至有不明原因的噁心、眩暈、腸道反應、神經性厭食、焦慮、神經衰弱，並產生失眠。老人難以適應突然恢復的清靜日子；孩子無法安心為即將開始的學習做準備。這就是「假日症候群」的典型表現。每次長假過後，因失眠及各種心理疾病影響上班的大有人在。因此，人們在假期後要主動調整心態，生活規律，以便盡快適應節後的工作和生活節奏。那麼如何應對「長假」過後產生的失眠呢？

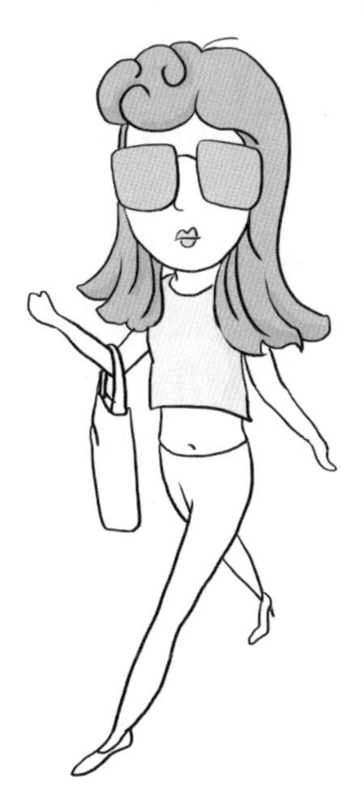

⑴心理放鬆，輕鬆上班。七天長假之後，要將節日期間還沒有處理完的事情，用最簡捷的方式盡快了結，不要拖拖拉拉，再讓它們牽扯自己的精力。可寫一張便簽式的備忘錄，將未盡事宜和上班後頭幾天要辦的事情羅列其上，這樣可做到心裡踏實，一目了然。

⑵調整作息時間。上班族應盡快停止各種應酬，抓緊時間自我調節，規律睡眠、飲食，從生活內容到作息時間都做出相應的調整，靜

心思考上班後應該做的事，使自己的心理調整到工作狀態上。一旦出現緊張、憂慮、厭倦工作的不良心態，也不要著急，白天工作時可以喝點茶、咖啡提神，也可以每過幾個小時進行一次慢而深的呼吸，想像好似隨著吐故納新，緊張也離開了身體；中午小憩一會兒，晚上盡量早睡；還可在醫生的指導下服用百憂解、索里昂等藥物，改善情緒，消除對上班的恐懼，減輕失眠。

⑶適當活動。可以按摩、散步、減壓改善失眠和疲勞，長假玩樂過度，甚至通宵喝酒打牌等，打亂了人體正常的生理時鐘，造成神經系統紊亂，結果「睡眠紊亂」就會找上門，可以透過休息或給身體補充營養得到解除，要做到起居有序，要保證有足夠的睡眠時間。長時間用腦，大量消耗能量導致大腦血液和氧供應不足，削弱了腦細胞的正常功能，集中表現為頭昏腦脹、失眠多夢等，緩解的方式是讓大腦放鬆休息，可輕輕按摩頭部、散步閒逛或做其他小事分分心、聽聽音樂等；心理疲勞則由過節壓力感造成，應設法減輕心理壓力，嚴重者應趕快去看心理醫生。上班前要好好洗個澡，洗澡可消除體表代謝的排泄物，使微血管擴張，有效消除疲勞。

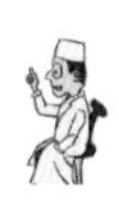

29、老年人失眠如何應對？

睡眠障礙在老年人群中比較普遍，老人們聚在一起常會提及「長期睡眠不好失眠怎麼辦？」這樣的話題。對於老年人而言，睡個好覺實屬不易，那麼究竟怎樣才能更好的改善老年人的失眠症狀呢？引起老年人長期失眠的原因有很多，常見的有神經衰弱、內分泌病、抑鬱、焦慮及其他精神障礙。也有的老年人失眠是由於生活不規律，飲酒、喝咖啡等原因造成的，因此在治療失眠前先得摸清原因。老年人失眠如何應對？

⑴找出原因，針對病因處理失眠：

①因某些慢性消耗性疾病或老年人內抑制減弱所致的失眠，應予以全身強壯療法或給予改善神經細胞代謝的藥物進行治療。

②因精神刺激等外因所致者，當消除精神刺激或勸導病人正確對待，往往透過精神療法而使病人獲癒。不可因醫護人員的服務態度而再次增加病人的精神刺激與負擔。

③因某種疾病痛苦而使病人不能入睡者，應積極消除病人的痛苦，治療原發性疾病。

④心因性原因對失眠產生一種恐懼或焦慮者，應使病人瞭解睡眠與覺醒的正常規律，從而消除心因性影響。

⑵從生活習慣入手：①就寢和起床時間要有規律；②減少留在床上的時間，除非是睡覺，不要在床上看書或看電視；

③分散注意力，不要老是想著自己可能又睡不著了；④睡前應避免喝咖啡、抽菸及飲酒，不要吃得過飽；⑤積極培養業餘愛好，豐富晚年生活；⑥寢室環境應舒適，溫度適當，通風良好。

如果老人的失眠症狀嚴重，經過一些調節之後仍沒有改善則應像醫生需求幫助，適當的服用催眠藥物，以幫助恢復正常的睡眠。但由於老人的各項生理機能退化，用藥時一定要遵從醫囑，且不可濫用藥物，以防因用藥不當引發老人的其他疾病。

30、**中年人如何應對失眠問題？**

首先要放鬆心情，誘導睡眠。身心放鬆，有益睡眠。睡前到戶外散步一會兒，放鬆一下精神，上床前或洗個沐浴，或熱水泡腳，然後就寢，對順利入眠有百利而無一害。引導人體進入睡眠狀態，有許多具體方法，例如：聆聽平淡而有節律的音樂，或助眠 CD，有助睡眠，還

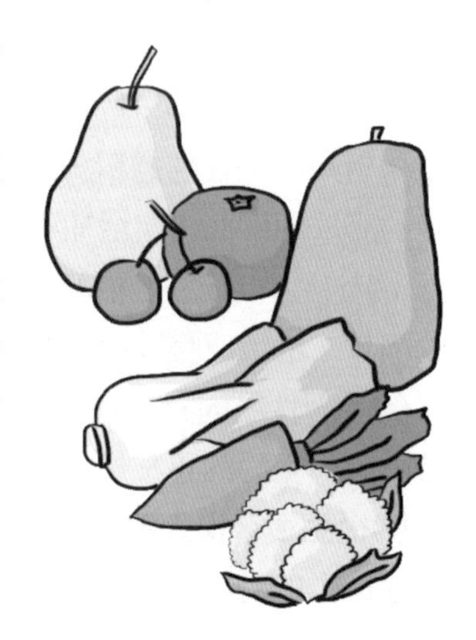

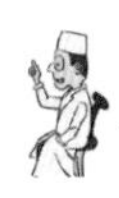

可以此建立引導睡眠的條件反射。

其次是合適的睡姿。睡眠姿勢當然以舒適為宜，且可因人而異。但睡眠以側臥為佳，養生家曹慈山在《睡訣》中指出：「左側臥屈左足，屈左臂，以手上承頭，伸右足，以右手置於右股間。右側臥位反是。」這種睡眠姿勢有利於全身放鬆，睡得安穩。

若因出差在外，不適應環境而致失眠時，應先有思想準備，主動調適，有備無患，不致因緊張擔心睡不好。同時還可採用以上助眠之法，則可避免失眠。

養成平常而自然的心態。出現失眠不必過分擔心，越是緊張，越是強行入睡，結果適得其反。有些人對連續多天出現失眠更是緊張不安，認為這樣下去大腦得不到休息，不是短壽，也會生病。這類擔心所致的過分焦慮，對睡眠本身及其健康的危害更大。

積極尋求並消除失眠的原因。造成失眠的因素頗多，前已提及，只要稍加注意，不難發現。原因消除，失眠自癒，對因疾病引起的失眠症狀，要及時求醫。不能認為：失眠不過是小問題，算不了病而延誤治療。注意多吃些助眠食物，如牛奶、蘋果、香蕉、橘、橙、梨等一類水果。

總之，即使目前治療失眠的方法很多，但如果忽視對原因的探究，應用再多、再有效的治療方法也是無濟於事。因此，對於失眠患者來說，找出失眠的原因及相應治療對策才是最關鍵的。

31、尿頻造成女性經常失眠如何應對？

造成女性失眠的原因有很多，女性相對較弱的體質、她們多愁善感的性格以及來自家庭和工作等方面的壓力等。特別是已婚的女性，往往還會因為生理上某些不大不小的變化導致失眠的出現，如尿頻現象。尿頻現象造成失眠的情況在很多已婚女性身上都有反應，那麼，如果是這種原因造成女性經常失眠怎麼辦才好呢？

首先還要弄清導致尿頻的原因以便針對病因進行治療。專家指出，已婚女性發生的尿頻現象，可能是因為尿道感染所致，也有可能是由於正常的生理變化原因造成的。女性在性生活時，陰道及骨盆腔受到刺激，容易造成骨盆腔和生殖器官充血，因膀胱和尿道與陰道之間的距離比較近，當生殖器官充血時會對膀胱產生壓迫，所以會出現想排尿的感覺。針對這種情況造成的尿頻導致失眠的現象，可以透過控制性生活次數、注意局部清潔衛生的途徑來加以改善。

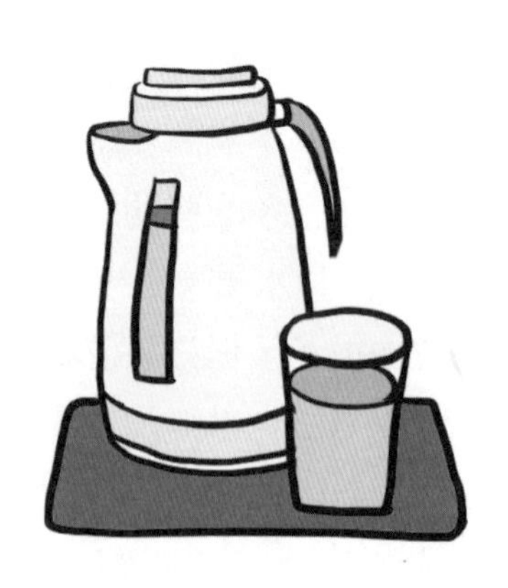

其次，已婚女性還容易出現陰道炎及外陰炎等疾病，一旦炎症波及尿道口，也會出現尿頻症狀。針對這種情況造成的失眠，女性可

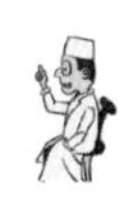

以透過多休息、多飲水的方式將細菌排出，以便間接緩解失眠情況。另外，最好找專業醫生進行諮詢或是在醫生指導下服用一些消炎藥。

總之，無論是焦慮情緒、過重壓力等情緒因素影響，還是尿頻、疼痛等軀體不適的作用，在著手進行治療和改善失眠症狀前都要找出、確定誘因。所以，如果您經常失眠，並且迫切想要擺脫失眠，請注意發生在您身邊的任何一點變化，這也許會為您的失眠治療提供關鍵性的助力。

32、科學合理的飲食有助老年人應對失眠嗎？

老年人科學合理的飲食是有助於應對失眠的，主要是以下幾方面：

⑴多吃鉀、鈣含量豐富的食物。馬鈴薯、茄子、海帶、萵筍含鉀較高。牛奶、優酪乳、蝦皮等含鈣豐富，都是腦血管疾病與失眠患者比較理想的食物。

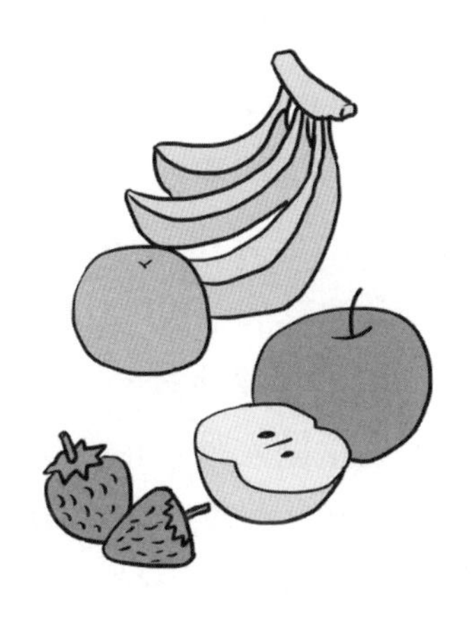

⑵多吃新鮮蔬菜、水果。蔬菜水果含有豐富的維生素，特別是維生素Ｃ、胡

蘿蔔素和礦物質鈣、磷、鉀、鎂等以及較多的膳食纖維。維生素C可以降低膽固醇，增強血管的緻密性，鈣可防止骨骼和牙齒疏鬆，鎂參與心肌酶的代謝，鉀能維持體內滲透壓的平衡，參與酶系統的活動，對腦血管產生保護作用。建議腦血管病人每天進食新鮮蔬菜的量不少於8兩，水果2～4兩。蔬菜以新鮮、深綠色或黃色為佳。草莓、橘子、奇異果含維生素C較多，芒果、杏含胡蘿蔔素多。

⑶適量補充蛋白質。每週吃2～3次魚類蛋白質，可以改善血管彈性和通透性，改善中樞神經系統對血壓的調節功能，促使鈉離子從尿中排出，從而降低血壓，降低腦血管病的發病率。建議多吃富含優質蛋白的食物，比如魚、牛奶、雞蛋、豆腐等，盡量少吃動物內臟，如肝、腎、魚卵等。如高血壓合併腎功能不全時，應限制蛋白質的攝入。

⑷適當進食海產類食物。海魚含有不飽和脂肪酸，能使膽固醇氧化，從而降低血漿膽固醇，還可延長血小板的凝聚時間，抑制血栓形成，防止中風。海魚還含有較多的亞油酸，對增加微血管的彈性，防止血管破裂，防止高血壓併發症有一定的作用。另外，海帶、紫菜等海產品，鉀的含量較高，對緩解腦血管病情也有比較好的作用。

⑸限制食物熱量。眾所周知，食物的主要成分是碳水化合物。過量攝入碳水化合物，可能在體內轉化為甘油三酯，使血脂升高。長期的高血脂，可引起高血壓、動脈硬化。腦血管病人體型肥胖者較多，再加上平時運動量不夠，因此飲

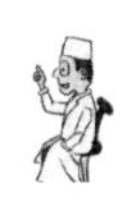

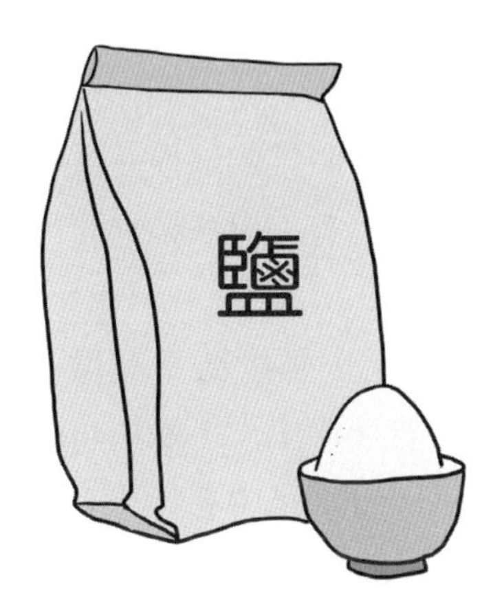

食一定要有節制，不能暴飲暴食，三餐七八分飽，可以減少很多麻煩。

⑹限制脂肪吸收。腦血管病患者多數血脂偏高，對脂肪尤其是飽和脂肪的攝入一定要嚴格限制。肥肉、動物油脂、內臟、奶油以及膽固醇含量高的食物含有大量的飽和脂肪酸，能使血中的膽固醇、甘油三酯升高，引起動脈硬化。因此這類食物盡量不要食用，以免加重病情。在食用植物油時也要注意用量。

⑺限制食鹽用量。膳食含鹽量較高，很容易引起高血壓，進而導致腦血管病。在日本北海道地區，居民的食鹽用量相當大，每天 15 ～ 20 克以上，結果 84％的成人患上了高血壓，腦血管病的發病率也很高。我國有些地區也有類似情況。對腦血管病人來說，限制食鹽用量顯得尤其重要，每天用鹽量應該降到 10 克以下，最理想的是 6 克左右。6 克到底是多少呢？你可以拿起一個啤酒瓶蓋，裝滿一瓶蓋大約就是 6 克。那些口味偏「重」的朋友，更應該注意限制食鹽的用量。

⑻限制刺激性食物。盡量少吃辛辣食物，酒精和咖啡更應該盡量不碰。酒精對血管起著擴張作用，使血流加快，腦

血流量增加，因此酒後常常出現急性腦溢血發作。咖啡不但具有興奮作用，而且可以引起腦血管收縮，使大腦血流量逐漸減少。所以腦動脈硬化、高血壓、暫時性腦缺血、腦梗塞等疾病的患者，如果飲用咖啡，很容易有引發病情惡化的危險。

據此可見，小小的失眠並非看上去那麼微乎其微，如果長期睡眠不好導致嚴重的心腦血管疾病出現，麻煩可就大了。所以，專家提醒廣大失眠患者，特別是中老年患者，一定要重視自己的睡眠，及時診治自己的失眠情況。

33、糖尿病患者的失眠如何應對？

糖尿病是現代社會常見病，多發病，如果合併失眠，患者不但生活品質會下降，血糖持續升高，而且可能加快各種嚴重併發症的發生發展。中醫學很早就認識到糖尿病與之相關聯的內在影響，成為困擾很多人的心身疾病，嚴重影響工作和生活品質。我們臨床發現糖尿病患者容易合併失眠，要麼伴多夢，或者打鼾，呼吸暫停，半夜易醒，心煩易怒，記憶衰退，而影響血糖居高不下，從而造成失眠—血糖升高—失眠的惡性循環。仔細分析糖尿病患者的睡眠障礙，除了血糖升高外，還有較多因素值得注意和解決。如II型糖尿病患者大多胰島素抵抗，肥胖容易打鼾，慢性缺氧，呼吸暫停而

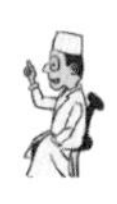

易醒。皮膚（外陰）搔癢、感染、疔瘡癤腫，牙齦腫痛，也是糖尿病患者失眠的主要原因。更由於周圍神經病變，四肢麻木疼痛，灼熱怕冷，感覺異常，導致夜不能寐，痛苦萬分。糖尿病日久，軀體痛苦，經濟拮据，心理焦慮，精神抑鬱，以致前列腺增生，糖尿病性膀胱，夜尿頻多，導致失眠。

糖尿病患者的失眠應對方法主要是以下幾方面：

⑴治療應該以控制血糖達標為前提。睡眠障礙是糖尿病患者的普遍現象，持續的高血糖是失眠的主要原因。臨床上針對不同的患者，應用飲食療法，運動療法，口服降糖藥物至胰島素的注射，並且配合中醫辨證，很好地控制了高血糖。血糖平穩，使患者治療樹立信心，對於改善睡眠，提高睡眠品質有很大的促進。

⑵仔細分析患者的生活習慣和睡眠環境，針對性地指導整改。如要求臥室整潔安靜，溫度適宜，夏暑宜涼床散熱，寒冬適當暖床著襪，睡衣寬鬆，枕頭在 10 公分左右。睡前最好溫水淋浴泡腳，喝一杯牛奶，晚餐不過飽，忌辛辣燥熱油膩食物和飲酒喝茶，不把煩惱憂慮和興奮悲傷情緒帶入睡眠。半夜醒來不看鐘做事，議論談天。

⑶肥胖者應該減肥。夜間以側臥為好，合併睡眠呼吸暫停綜合症者須請五官科查找鼻瘜肉和齶腺肥大，必要時手術治療。

⑷嗜睡者應盡可能不在白天入睡。白天給予適量茶鹼類或西洋參茶提神，白天精神好，晚上才能安靜入睡。皮膚搔

癢者，除辨證中藥治療外，給予賽庚啶晚上服用，既能止癢，又有益於調節血糖；肢體麻木疼痛者，給予甲鈷胺，維生素 B_1 和卡馬西平；前列腺肥大的夜尿頻多者，予以特拉唑嗪內服。血糖達標，解除睡眠障礙的各種誘因，可以改善大多數糖尿病患者的睡眠品質，又能促進血糖平穩，取得了良性循環。

⑸心理治療：失眠是血糖持續升高的重要誘因，患者也容易產生心理疾病。因此，糖尿病患者常常合併焦慮和抑鬱症，嚴重者加快加重各種併發症的發生和惡化，甚至猝死。有一組調查資料證明，在抑鬱症病人中睡眠障礙的出現率竟高達 98%。臨床上失眠患者服用安定和抗焦慮抗抑鬱的藥物，大多出現頭暈乏力、倦怠便祕，動作不協調，力不從心，記憶障礙，加重打鼾，呼吸抑制。長期應用還會出現耐藥失效。因此我們應該加強對患者的糖尿病知識教育，心理疏導和生活指導，配合中藥養心安神，經過改進生活習慣，創造良好的睡眠環境，減少引起睡眠障礙的誘發因素，使患者身體素質和生存品質得到較大的提高，從而使血糖平穩，心理舒暢，睡眠逐漸形成正常的良性循環，達到健康長壽的目的。

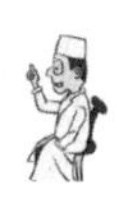

34、甲狀腺機能亢進患者的失眠如何應對？

甲狀腺機能亢進，簡稱「甲亢」，典型表現為甲狀腺素過多所致的高代謝狀態，臨床主要表現為患者疲乏無力、怕熱多汗、低熱、多食、腹瀉和消瘦；心血管系統受累表現胸悶、氣短、血壓增高和心律失常；神經精神系統症狀較為常見，神經過敏、言語動作增多、緊張多慮、焦慮、易怒、注意力不能集中、情緒不穩和記憶力下降，嚴重時出現幻覺、輕躁狂狀態。「甲亢」是慢性病程，未經治療不能自癒。「甲亢」相關性睡眠障礙十分常見，失眠是甲狀腺機能亢進患者的常見症狀，表現為入睡困難、頻繁自發醒轉和睡眠不寧，也可有夜間多汗、夢魘，還常伴有煩躁、焦慮、抑鬱、悲觀等不良情緒體驗，導致失眠病情更加複雜。因此「甲亢」導致失眠的治療，必須要從多個方面著手，採取綜合治療的方式，才能取得滿意的效果。

甲狀腺機能亢進患者的失眠應對辦法主要是以下幾方面：

⑴心理治療：心理治療是「甲亢」導致的失眠治療方法中最基本的方法。臨床上一般均採用個別心理療法，醫生和患者進行個別交談，用解釋、鼓勵、說明等方法以達到減輕症狀或清除症狀，使患者正確地認識「甲亢」，而且經過規範治療，這些症狀很快就會消失或適應，從而使患者能正確對待疾病，解除顧慮，保持精神愉快，情緒穩定。由於心理

障礙的減輕，失眠症狀也會隨之得到緩解。

⑵藥物治療：藥物治療是「甲亢」失眠的治療最常用的方法，大體分為鎮靜催眠藥、抗焦慮藥及抗抑鬱藥三類，其中以抗抑鬱藥運用最為廣泛。由於這些藥物一般都具有一定的副作用，因此必須要在專業醫生的診斷指導和監督下才可以使用。

35、肢端肥大症患者的失眠如何應對？

肢端肥大症即肢大，大多是由垂體腫瘤引起的，由於生長激素（GH）分泌過多，使咽腔軟組織腫脹、肥厚、舌體肥大導致上呼吸道狹窄，睡眠時常可發生呼吸障礙，尤以阻塞性睡眠呼吸暫停或（和）睡眠時低通氣為多，從而導致患者夜間覺醒次數增多而出現失眠。

肢端肥大症患者的失眠如何應對呢，主要是以下幾方面：

⑴祛除病因：肢端肥大症患者約 42.6% 合併有阻塞性睡眠呼吸暫停綜合症（OSAS），經手術切除垂體瘤或服用抑生長激素藥物治療後，睡眠呼吸障礙可獲得不同程度的好轉，從而改善睡眠。

⑵綜合治療：對患高血壓，心腦血管疾病的睡眠呼吸障礙患者，予以適當的治療，可使失眠有明顯的改善，我們的

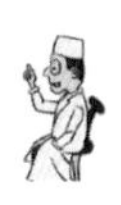

經驗是減輕體重 5% ～ 10% 以上，對改善夜間呼吸暫停，提高血氧飽和度，改善失眠症狀有肯定療效。如有一例重度 OSAS 伴重度夜間低氧血症患者，入院時需行氣管切開機械輔助通氣，以免引起或加重睡眠呼吸暫停及低血氧。全身麻醉手術時要加強監測和對呼吸道的護理，防止發生窒息。

⑶藥物治療：①氧療：可提高中樞性睡眠呼吸暫停，低通氣及兒童 OSAS 病人血氧指數，有一定效果。但部分成人可延長睡眠呼吸時間，對糾正睡眠時低血氧飽和度的效果不明顯；對嚴重低氧的重症患者，如用持續氣道正壓通氣加供氧，則可明顯減少呼吸暫停次數，明顯改善低氧血症。②縮血管藥滴劑或非特異性抗炎藥、脫敏藥噴劑，對輕症病人能減輕打鼾，改善了上氣道阻塞，減輕失眠。③呼吸中樞刺激作用的藥物，可減輕部分睡眠呼吸障礙患者的病情。吸入 CO_2 氣體，可發現睡眠呼吸暫停的頻率減低，持續時間縮短。孕激素（安宮黃體酮），乙醯唑胺，菸鹼，茶鹼等呼吸興奮藥物，都有類似作用。使用藥物必須要在專業醫生的診斷指導和監督下才可以使用。

36、孕婦失眠如何應對？

睡眠良好是心身健康的主要標誌。失眠是最常見的睡眠障礙，是指各種原因引起的睡眠不足，入睡困難、早醒，患者常有精神疲勞、頭昏眼花、頭痛耳鳴、心悸氣短、記憶力不集中、工作效率下降等表現。許多醫生會建議孕婦每天 10 點之前就寢，睡足 8 至 9 個小時 . 但是，許多準媽媽卻仍然苦於無法安然入眠。懷孕期間經常失眠，不僅對孕婦自身的健康、還對胎兒的發育有很大影響，所以孕婦一定要採用安全、有效的方法盡早解決失眠問題。

飲食習慣的改變會影響孕婦睡眠品質的好壞。孕婦在懷孕期口味可能會有很大的變化，應盡量滿足她們。但影響情緒的食物最好不要提供給她們，例如咖啡、茶、油炸食物等，尤其富含飽和脂肪酸的食物，食用這些食物後會改變孕婦體內的激素分泌，造成軀體上的不適。

孕後母體變化缺乏某種微量元素。常見的有缺鈣、缺鐵等，缺鈣時易引起神經興奮性增加致使孕婦無法入睡。到了妊娠後期，許多孕婦常常會有半夜抽筋的症狀，這會影響她們的睡眠品質，造成失眠。母體激素變化。一般認為，懷孕期心情的轉變，是因激素變化所導致懷孕期間的婦女，處在精神和心理上都比較敏感的時期，通常這段時間的情緒會不太穩定，對壓力等各種情緒的承受能力會降低，相應地會有憂鬱和失眠等症狀發生。

夜間多尿造成孕期失眠：懷孕後增大的子宮會壓迫膀胱，這時孕婦常會發生尿頻，此外某些心理因素或某些器官的病變也會造成孕婦們夜間多尿。懷孕初期可能有一半的孕婦尿頻，到了後期，將近 80% 的孕婦就都會因為被尿頻所

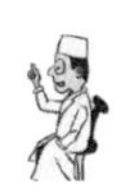

困而失眠。

孕婦失眠如何應對呢，主要是以下幾方面：

⑴靜心：靜下心來讀書或者是聽音樂，有助於睡眠。莫札特的音樂最具有治療失眠的功效。它可以使血壓和脈搏正常，降低神經緊張。睡前也可以聽其他舒緩的器樂曲。

⑵尋找壓力垃圾桶：和丈夫協調好情緒，對懷孕中的自己一定要從旁幫助控制自己。在這種包容理解的情況下既健全了寶寶的健康，也有利於夫妻之間的感情培養。在懷孕期間造成影響的兩種主要激素：雌激素和黃體素，使得孕婦的情緒可能高低起伏極大，對於壓力的耐受性下降。壓力過大可能會導致胎兒早產，以及視力、聽力和智慧缺陷。因此，適度的壓力調節，以及準爸爸，周遭親人，朋友的體貼與關懷，對於穩定孕婦的心情都很重要。如果有什麼不開心的，一定要找個人說出來，釋放一下。

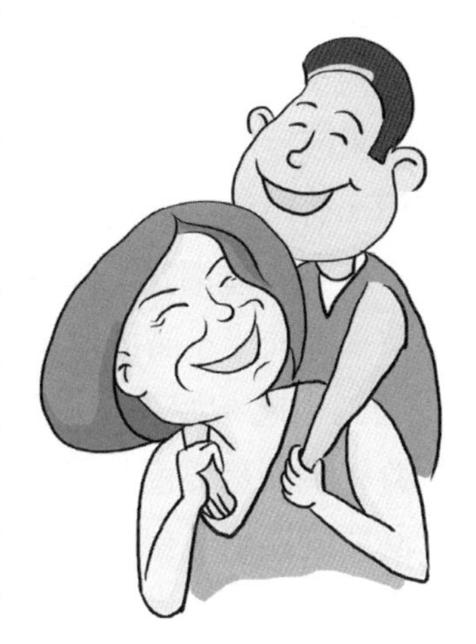

⑶補鐵：懷孕 16 週開始及時在醫生指導下補充鐵及鈣劑 .

⑷調整睡眠習慣：恢復正常的生物節律，睡眠時間各人不同，睡眠時間短些對人體並無多大影響。

⑸睡前適度飲食：晚上 7 點後不要再吃正餐。睡前如有

需要，可適度進食；牛奶、麵包、餅乾之類的食物，有助於睡眠。過飽對睡眠不利；而咖啡、可樂、茶等帶有刺激性的飲料，尤不利於睡眠。因此，如果晚飯沒有吃飽，喝點優酪乳或者吃些水果吧！注意控制飲食。有的孕婦在懷孕期間食欲特別好。大吃特吃。這也是造成失眠的一個原因。進食過多，會影響腸胃功能。身體不舒服，自然睡不好。除了食物的種類，在時間上也要有一定的限制，孕期婦女最好在入睡前 3 個小時吃東西，而不是到臨睡覺前。同時懷孕的女性還要留心，不要吃太涼或是太甜的食物。有些孕婦在懷孕期口味有很大的變化，但是必須盡量避免引起壓力的食品，例如咖啡，茶，油炸食品等 . 尤其是食物中的飽和脂肪，會改變婦女體內的激素分泌，造成很多身體不適的症狀。

⑹看無聊的書或電視節目也是很好的催眠方法。建議失眠者不要晚上工作或者看有趣的節目。

⑺規律生活：避免失眠的最有效方法，是使生活起居規律化，養成定時入寢與定時起床的習慣，從而建立自己的生理時鐘。有時因必要而晚睡，早晨仍然按時起床；遇有週末假期，避免多睡懶覺；睡眠不能貯儲，睡多了無用。睡前放鬆心情。睡前半小時內避免過分勞心或勞力的工作。

因為引起孕婦失眠的原因是多方面的，所以進行睡眠的改善和調節是要區分對待的。屬心理方面的原因可透過解除不必要的顧慮、保持良好心境來實現。如聽輕鬆舒緩的音樂、看愉悅身心的影片、放鬆訓練；屬睡眠體位不當造成失

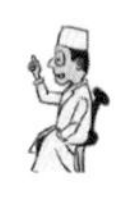

眠的情況，在懷孕晚期可糾正睡眠姿勢，即以左側臥位代替原有的可導致懷孕後失眠的不良睡姿；屬於病理方面的原因，可請醫師診治。

37、產婦失眠如何應對？

產後失眠原因包括：母體在懷孕期間會分泌出許多保育胎兒成長的荷爾蒙，但在產後七十二小時之內逐漸消失，改為分泌供應母乳的他種荷爾蒙。在這段很短的期間內，母體內的荷爾蒙發生劇烈變化，容易導致精神上種種不安，甚至出現頭疼、輕微憂鬱、無法入睡、容易掉髮、手足無措等所謂的「產後憂鬱症」。症狀的輕重視個人狀況以及家庭的支持度而定。初產婦、個人過去曾有情感性精神病、產後沮喪或憂鬱症，皆是產後心理疾患容易發生的對象；此外，那些家中沒有其他家人同住或得到較少家人支持的產婦也值得注意。

本來女性在懷孕生產的階段就承受了極大壓力，除了體內荷爾蒙的劇烈變化、生產過程的痛苦、體力的消耗之外，同時在社會心理方面也必須面對角色的轉換以及生活適應的問題。

生產後由於小孩的睡眠覺醒節律還沒有完全建立起來，24小時多處於睡眠狀態，多次覺醒、哺乳、把尿等，產婦對此適應不良而影響了正常睡眠；也有一些剖腹產或側切的產婦，產後傷口疼痛而影響睡眠；還有一些產婦產後出現異常情緒而導致失眠等等。由於在分娩過程中的疲勞，生完寶寶以後，產婦大致上都能睡得很熟。過幾天以後，因為想著嬰兒，即便是在夜間，產婦也會經常醒來。尤其是初次生孩子的母親。

總之，產後心理壓力、體內激素改變、產科問題以及對母親角色改變等變化，這個時候，若沒有給予產婦適當的照顧與支援，產後心理疾患的發生是很有可能的。

產婦失眠應對方法主要是以下幾方面：

⑴建議保持良好的心情：多想想讓你開心的事，可以找個朋友談談心，這樣你的心情會好很多，心情愉快是治療失眠症的關鍵。夜間睡眠不足是產後常有的情況，凡有了孩子的母親們，都很難睡一整夜覺。為了補充夜間睡眠不足，必須學會自己小憩一會兒的辦法。除中午的午睡外，上、下午只要餵完奶就抽空臥床閉目養神，能睡一會兒就更好了。

⑵別事必躬親：有些初為人母者，對嬰兒特別關心，無論什麼事情都要自己動手，都要過問，十分勞神，對周圍的親戚朋友表示「信不過」，對丈夫也「信不過」，事無鉅細全由自己「包辦」。於是心情不能平靜，總怕忘了什麼，當嬰兒睡了時，母親也不能抽空休息一會兒。其實，車到山前必有路，不要考慮太多事情，總有解決問題的辦法，不要把所有擔子壓在自己的肩膀上。哺乳是要由母親來完成的，換

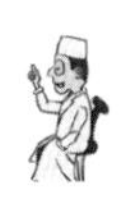

尿布、洗澡之類可以交給別人去做。家人要給予心理支持，對產婦尤其是初產婦，要利用母親、婆婆、醫護人員的育兒知識，使她在心理、育兒能力等方面得到幫助。

⑶睡前保持心情平靜：睡覺時思考問題只會加劇失眠，為了分散精力，可以採取數數的方法，睡前兩小時內不要做劇烈運動。

⑷避免壓力：盡量避免不良生活壓力或者負面事件對產婦的刺激。

⑸就寢前的攝食與睡眠的關係也要注意。若腹中的食物太多，則睡眠變淺，相反地，腹中過分的空，也不能很好入睡。因此，無論如何應避免進食過晚，肚子餓的時候，稍吃一些易消化的食物再睡，是常用的有效方法。患有失眠的產婦不妨多吃紅棗、薏米或者小米熬成的粥。經常服用這些補氣血的東西，對改善體內氣血不足、發虛的情況非常有益，進而幫助睡眠。還可以每晚睡前喝杯牛奶來助眠，牛奶中的鈣質可以安神助眠，牛奶還含有豐富的蛋白質可以促進血液循環。晚上不要喝咖啡、茶以及含酒精的飲料，也不要吸菸，因為這些東西都會引起興奮作用。

⑹修正認知：使產婦認識到產後抑鬱症不會給自己或嬰兒帶來嚴重的不良後果，以減輕其心理壓力。

⑺必要時尋求醫療協助：對抑鬱症狀明顯，尤其是有自殺傾向的病人要到精神衛生機構進行抗抑鬱藥物治療或者住院治療。

38、更年期女性的失眠如何應對？

更年期的女人容易出現心悸、胸悶、憂慮、抑鬱、易激動、失眠、記憶力減退等症狀。女性處於更年期時候危害身體最大的因素是失眠，晚上睡不好覺是女性的一大心病，總是整夜整夜的睡不著，會更加重女性內心的壓力，像得了什麼大病似的。處於更年期的人睡不著覺也會影響家庭中的其他人，這樣整個家庭都會不安寧。要想家庭美滿就要解決失眠的人的睡眠問題。

更年期女性失眠症狀表現：①晚上睡覺時經常有汗多、潮熱現象。出汗嚴重影響的到女性朋友的睡眠品質，導致更年期失眠。②躺在床上思緒混亂，難以入睡。女性在更年期的時候，晚上躺在床上容易胡思亂想，到床上以後翻來覆去睡不著，甚至有些人需要服用安眠藥才能睡一個踏實的覺，到後來安眠藥的數量越來越多才能睡著。③過早甦醒，醒後就再也睡不著。過早甦醒這一症狀在更年期的女性當中是非常普通的現象，一些女性在剛開始睡覺的時候還是很容易入眠的，但是睡眠品質很差，很輕易就被驚醒了，被驚醒後就再也睡不著。

更年期女性的失眠應對方法主要是以下幾方面：

(1)保持心情舒暢：解除煩惱，消除思想顧慮，保持知足常樂的良好心態。對社會競爭、個人得失等有充分的認識，避免因挫折致心理失衡。

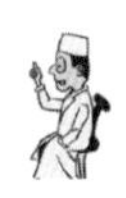

⑵自我調節、自我暗示：可做一些放鬆的活動，也可反覆計數等，有時稍一放鬆，反而能加快入睡。每天按摩太陽穴，百會穴數次，用保健木梳梳頭5分鐘。從而保持心情舒暢，解除煩惱，消除思想顧慮。

⑶忌睡前用腦。如果有在晚上工作和學習的習慣，要先做比較費腦筋的事，後做比較輕鬆的事，以便放鬆腦子，容易入睡。否則，如果腦子處於興奮狀態的話，即便躺在床上，也難以入睡。

⑷飲食清淡，同時少碰咖啡、茶、可樂等含咖啡因的飲料。特別是過了中午之後，不宜再喝。每天至少喝6～8杯水，或多喝一些。足夠的水分能緩解潮熱，避免因燥熱而睡不好。但睡前2小時不要再大量喝水，免得半夜一直跑廁所，打斷睡眠。5%的更年期婦女患有骨質疏鬆、骨蛋白和骨鈣缺失，補充鈣類食物非常有必要。奶類含鈣最豐富，又極易被吸收利用。睡前飲一杯加糖的熱牛奶，能增加人體胰島素的分泌，增加氨酸進入腦細胞，促使人腦分泌睡眠的血清素；同時牛奶中含有微量嗎啡樣式物質，具有鎮定安神作用，從而促使人體安穩入睡。另外，還有小魚乾、深綠色葉菜，或補充適

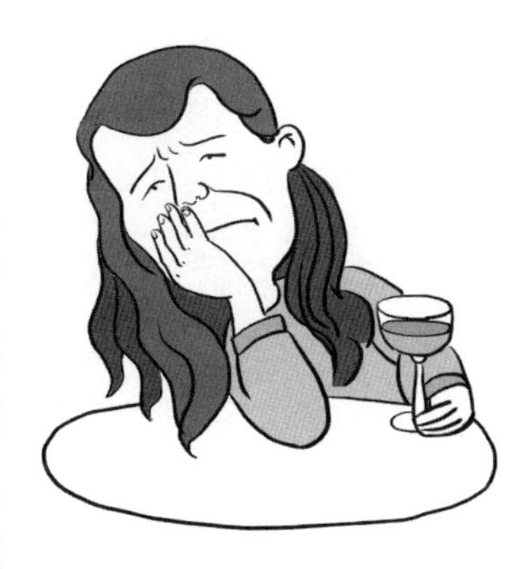

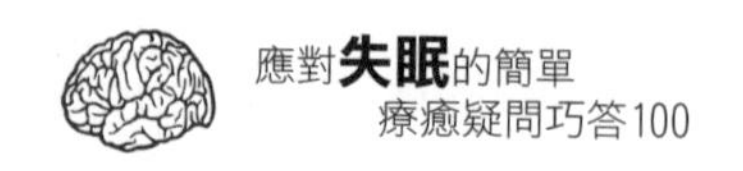

量鈣片等，一方面減緩骨質流失，另一方面鈣能鎮靜情緒、減輕焦慮，讓人快速入眠。對防止更年期骨折也很有幫助。處於更年期的女性要均衡用餐，營養均勻的飲食能有效的減輕更年期的失眠症狀。

⑸注意睡眠衛生。保持臥室涼爽通風，必要時使用冷氣或電風扇來降溫，維持自己感覺舒服的溫度，才不會加重悶熱、流汗。睡覺時穿著透氣、吸汗的棉質衣服，或考慮能快速排汗、維持乾爽等特殊布料製成的衣服，可減少因衣服悶濕而醒來的情形。全身的皮膚都需要加強保濕、滋潤。洗完澡之後，記得幫身體塗上乳液，鎖住水分。避免因皮膚粗糙不適，甚至乾到發癢，而影響睡眠。保持有規律的作息時間，等等，這對夜間良好的睡眠都能產生幫助。

⑹睡前半小時洗熱水澡。沐浴是一種百試不爽的放鬆法。神經和身體都在緊繃狀態下的你，可以透過水的波動卸下一身的疲憊和煩惱。

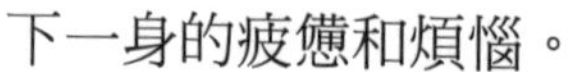

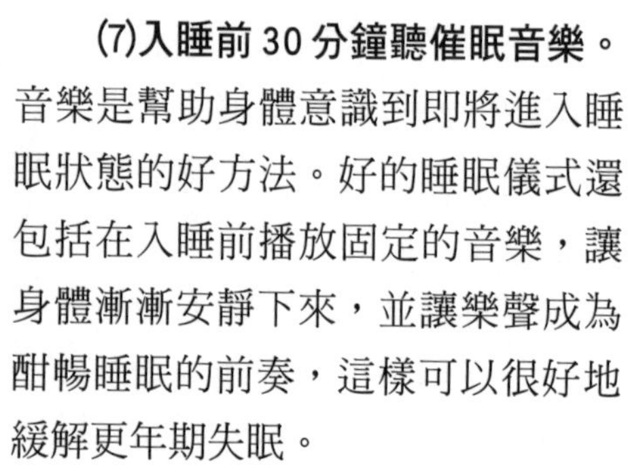

⑺入睡前30分鐘聽催眠音樂。音樂是幫助身體意識到即將進入睡眠狀態的好方法。好的睡眠儀式還包括在入睡前播放固定的音樂，讓身體漸漸安靜下來，並讓樂聲成為酣暢睡眠的前奏，這樣可以很好地緩解更年期失眠。

⑻白天適度的體能鍛鍊，睡前

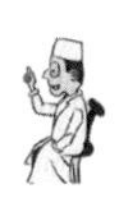

避免情緒激動，有助於晚上的入睡。人的喜怒哀樂，都容易引起神經中樞的興奮或者紊亂，使人難以入睡甚至造成失眠，因此睡前要盡量避免大喜大怒或憂思惱怒。身心放鬆，睡前到戶外散步一會兒，放鬆一下精神，有益睡眠。

⑼適量食用保健食品。那些既沒有服用雌激素也沒有使用激素替代治療的女性可以適當服用一些保健品，包括營養產品、鈣片、維生素D，亦可以服用一些治療骨質疏鬆症的藥物和針對失眠的催眠藥物，但必須諮詢醫生或醫務工作者。

39、婦科惡性腫瘤術後出現的失眠如何應對？

婦科惡性腫瘤按腫瘤發生部位，可分為外陰癌、陰道癌、子宮頸癌、子宮內膜癌、卵管癌和卵巢癌。其中最為常見的是子宮頸癌、子宮內膜癌和卵巢癌，其主要治療方式包括手術、化療和放療，除少數能保留卵巢的患者外，大多數患者需行雙卵巢切除。絕經前婦女，甚至絕經後短期的婦女術後會出現一連串的問題，包括潮熱、多汗、失眠、情緒不穩定、失眠、抑鬱等更年期症狀；尿頻、尿痛、性交痛等泌尿生殖道萎縮症狀；骨關節痛、骨質密度下降、骨質疏鬆性骨折、心血管疾病風險增加等，而且這些症狀通常在手術後出現更快、更常見、更嚴重、持續時間更長，會嚴重影響患者的生存品質。這與雙卵巢切除後，性激素水準（尤其是雌激素）的快速下降有密切關係。對於保留卵巢的患者來說，在術後經放療、化療後，卵巢的功能也可能受到影響，出現卵巢衰竭，同樣會出現絕經雌激素缺乏的相關問題，包括失眠。近年來婦科惡性腫瘤呈年輕化趨勢，會有越來越多的治療後倖存者，因而也將有越來越多的婦科惡性腫瘤患者會有改善生活品質的要求，擺脫失眠就是很常見的一個問題。

術後氣血虛也可導致失眠，做過手術，由於體質虛弱，身體各方面都可出現不良反應，如疼痛、出汗等，出現這些狀況會導致失眠。短時間內失眠對人體影響不大，長時間失眠就需要治療。可以考慮使用阿膠等補血的藥物補養一段時間。

精神壓力過大也可造成失眠。另外，神經衰弱、植物神經功能紊亂也導致失眠，可以口服穀維素片＋維生素片＋安神補腦液等進行調理。

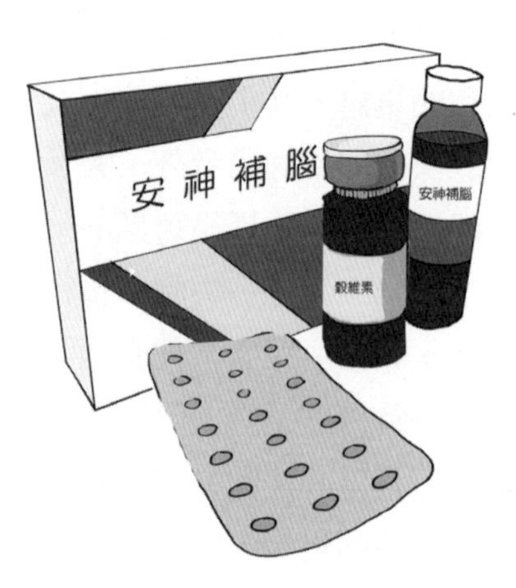

激素替代治療（HRT）是一種可選擇的方法。戊酸雌二醇是從妊娠的馬尿中提取的水溶性結合雌激素，含有雌酮、馬烯雌酮、馬萘雌酮等，其作用與 E_2、雌酮相似，水溶性好，口服能被胃腸道充分

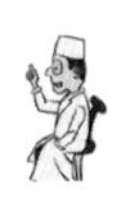

吸收，不易被肝臟滅活，直接提升血清 E_2 水準，治療後血清 E_2 水平均有明顯上升。口服戊酸雌二醇 1mg，每日 1 次，可有效緩解更年期症狀。在建議患者使用 HRT 的時候，諮詢婦科醫生，要仔細分析 HRT 刺激腫瘤生長和復發的風險，制定個體化用藥方案，得到患者的知情同意，定期隨診，嚴密觀察。

另外生活方面，給予以下建議：

⑴保持心情舒暢。解除煩惱，消除思想顧慮，保持知足常樂的良好心態。

⑵自我調節、自我暗示。可做一些放鬆的活動。每天按摩太陽穴，百會穴數次，用保健木梳梳頭 5 分鐘。

⑶飲食上吃得清淡，同時少碰咖啡、茶、可樂等含咖啡因的飲料。特別是過了中午之後，不宜再喝。睡前飲一杯加糖的熱牛奶。另外，還有小魚乾、深綠色葉菜，或補充適量鈣片等，一方面減緩骨質流失，另一方面鈣能鎮靜情緒、減輕焦慮，讓人快速入眠。對防止骨折也很有幫助。

⑷注意睡眠衛生。保持臥室涼爽通風，睡覺時穿著透氣、吸汗的棉質衣服，保持有規律的作息時間，等等，這對夜間良好的睡眠都能起到幫助。睡前半小時洗熱水澡；入睡前 30 分鐘聽催眠音樂；白天適度的體能鍛鍊，睡前避免情緒激動，有助於晚上的入睡。

⑸適量食用保健食品。那些沒有使用激素替代治療的女性可以適當服用一些保健品，包括營養產品、鈣片、維生素

D，亦可以服用一些治療骨質疏鬆症的藥物和針對失眠的催眠藥物，但必須諮詢醫生。

40、子宮切除術後患者的失眠如何應對？

失眠可分為以下三種：①起始失眠：是入睡困難，要到後半夜才能睡著，多由精神緊張、焦慮、恐懼等引起；②間斷失眠：是睡不寧靜，容易驚醒，中年人消化不良者或子宮肌瘤患者，常易發生這種情況；③終點失眠：是入睡並不困難，但持續時間不長，後半夜醒後即不能再入睡。

由於失眠，使大腦興奮性增強，造成入睡困難、睡眠淺、易驚醒，多夢早醒。患者因夜間睡眠不足，白天精神萎靡，注意力不集中，胃口不好，一些人同時有耳鳴、健忘、手顫、頭腦昏脹沉重、容易動怒等症狀。失眠患者往往感到身心負擔沉重。有的患者甚至擔心：是不是切除子宮就會影響內分泌，從而影響睡眠？現在我們就來分析子宮切除手術後失眠的原因，從而打消患者顧慮。

首先，子宮切除不會影響睡眠。如果出現失眠可能是手術之後的疼痛、住院環境緊張等等原因引起。其次，考慮神經衰弱。神經衰弱多與精神情緒緊張焦慮等有關。可以口服穀維素，晚上睡前半小時吃安定片，一般一週後生理時鐘就能調整好了。若是精神壓力過大造成的失眠，建議你盡量放

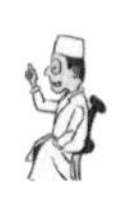

鬆，不要給自己太大壓力，睡前半小時內避免過分勞心或勞力的工作。同時注意生活規律，按時睡覺，不要熬夜。

另外，建議你還可以結合中藥治療，長期服用西藥容易產生依賴性，副作用較大，中藥在這方面是沒有後顧之憂的。植物神經調節紊亂導致，可以口服：穀維素片＋維生素 B_1 片＋安神補腦液進行調理，入睡困難建議口服：地西泮片，另外養成良好的休息習慣，避免勞累，緩解自己的壓力，保持愉快的心情。

做過手術者，由於體質的脆弱，身體方面都可能出現不良反應；如疼痛、冒汗等，出現這些狀況自然會導致失眠，應該是正常現象。短時間內失眠對人體影響不大，長時間失眠就需要治療了。

首先，自我調節、自我暗示。可做一些放鬆的活動，也可反覆計數等，有時稍一放鬆，反而能加快入睡。每天按摩太陽穴、百會穴數次，用保健木梳梳頭 5 分鐘。從而保持心情舒暢，解除煩惱，消除思想顧慮。

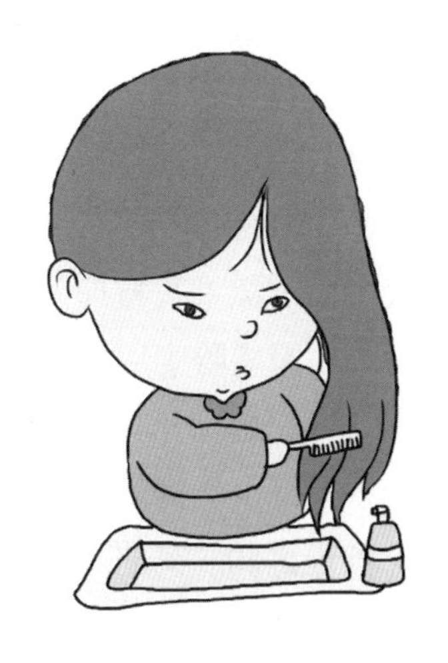

其次，在飲食上也要有所注意，建議睡前規律飲食，不要暴飲暴食，按時吃飯 . 飲食宜清淡，少食辛辣、煎炒、油炸、烈酒等不消化和刺激性食物，多食

水果、蔬菜和纖維性食物，並注意改善睡眠環境，有利於減輕大腦興奮狀態。

另外，忌睡前用腦。如果有在晚上工作和學習的習慣，要先做比較費腦筋的事，後做比較輕鬆的事，以便放鬆腦子，容易入睡。否則，如果腦子處於興奮狀態的話，即便躺在床上，也難以入睡；入睡前 30 分鐘聽催眠音樂。音樂是幫助身體意識到即將進入睡眠狀態的好方法。好的睡眠儀式還包括在入睡前播放固定的音樂，讓身體漸漸安靜下來，並讓樂聲成為酣暢睡眠的前奏，使人很快入睡。

41、中醫如何辨證治療失眠？

中醫學對失眠病證的認識從先秦至今已有兩千多年的歷史，歷代醫家積累了極其豐富的辨證經驗和治療方法，為我們對失眠病證的辨證論治留下了極為寶貴的醫學財富。

為了整理總結歷代醫家不寐辨證的特色，我們對大量的歷代中醫文獻進行梳理、研究、總結，旨在將歷代醫家不寐病證的辨證經驗應用於當今臨床。

失眠是臨床常見病、多發病，同時也是疑難病，中醫又稱為「不寐」，寐的本義即為睡著。現代醫學中的神經官能症、神經衰弱、高血壓、更年期綜合症、慢性消化不良、貧血、動脈粥狀硬化症及各種原因引起的失眠，均屬此範疇。

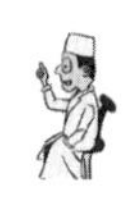

現代醫家在前代醫家經驗累積的基礎上，一般將不寐症分為實證與虛證。實證以心火亢盛、肝鬱化火、痰熱內擾、胃氣不和等型較為常見，而虛證分為心脾兩虛、心膽氣虛、陰虛火旺等型。當然這只是一般對不寐的辨證分型，在臨床上有些醫家也另有見解與看法，分型論治也各不相同，其內容也極為豐富。

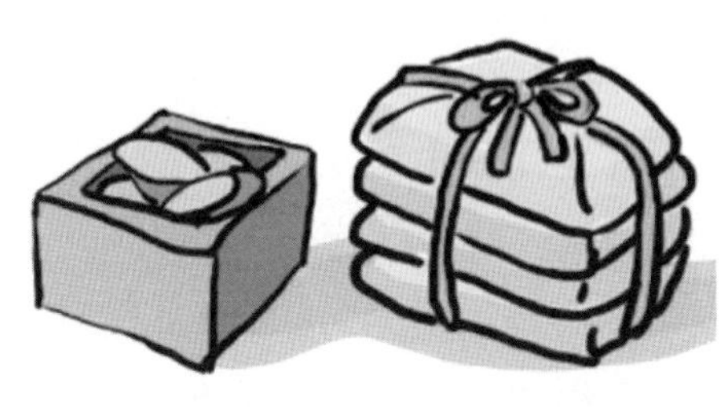

根據中醫辨證理論，失眠常見以下五種證型：

⑴心脾兩虛證：由於年邁體虛，勞心傷神或久病大病之後，引起氣虛血虧，表現為多夢易醒，心悸健忘，或伴有頭暈目眩，肢倦神疲，飲食無味，面色少華，或脘悶納呆。舌質淡，苔薄白，或苔滑膩，脈細弱，或濡滑。

【治法】：補養心脾，以生氣血。**【常用方劑】**：歸脾湯。

【常用藥】：人參、黃耆、白朮、甘草、當歸、龍眼肉、茯神、酸棗仁、遠志、木香、大棗。

⑵陰虛火旺證：多因體虛精虧，縱欲過度，遺精，使腎陰耗竭，心火獨亢，表現為心煩不寐，心悸不安，或伴有頭暈耳鳴，健忘，腰痠夢遺，五心煩熱，口乾津少。舌質紅，少苔或無苔。脈象細數。

【治法】：滋陰降火，養心安神。

【常用方劑】：黃連阿膠湯、朱砂安神丸隨證選用。

黃連阿膠湯重在滋陰清火，適於陰虛火旺及熱病後之心煩失眠。朱砂安神丸重在重鎮安神，適用於心火亢盛、陰血不足。

【常用藥】：黃連、黃芩、生地、白芍、阿膠、雞蛋黃。可加牡蠣、龜板、磁石。

⑶心膽氣虛證：由於突然受驚，或耳聞巨響，目睹異物，或涉險臨危，表現為不寐多夢，易於驚醒，或伴有膽怯恐懼，遇事易驚，心悸氣短，倦怠，小便清長，或虛煩不寐，形體消瘦，面色晃白，易疲勞，或不寐心悸，虛煩不安，頭目眩暈，口乾咽燥。舌質淡，苔薄白，或舌紅。脈弦細，或弦弱。

【治法】：益氣鎮驚，安神定志。

【常用方劑】：安神定志丸。

【常用藥】：人參、茯神、龍齒、茯苓、石菖蒲。

⑷痰熱內擾證：由於暴飲暴食、多食肥甘生冷或嗜酒成癖，導致腸胃受熱，痰熱上擾，表現為不寐頭重，痰多胸悶，心煩，或伴有嘔惡噯氣，口苦，目眩，或大便祕結，徹夜不寐。舌質紅，苔黃膩。脈滑數。

【治法】：清化痰熱，和中安神。

【常用方劑】：溫膽湯加黃連、瓜蔞主之。

【常用藥】：半夏、竹茹、枳實、橘皮、茯苓，大便祕結者，可改用礞石滾痰丸。

⑸肝鬱化火證：多因惱怒煩悶，情志不遂，肝失疏泄，肝鬱化火，表現為不寐，急躁易怒，嚴重者徹夜不寐，或伴有胸悶脇痛，口渴喜飲，不思飲食，口苦而乾，目赤耳鳴，

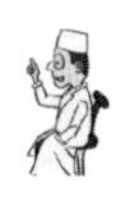

小便黃赤，或頭暈目眩，頭痛欲裂，大便祕結。舌質紅，苔黃，或苔黃燥。脈弦數，或弦滑數。

【治法】：清肝瀉火，佐以安神。

【常用方劑】：龍膽瀉肝湯加減。

【常用藥】：龍膽草、黃芩、梔子、澤瀉、木通、車前子、當歸、生地、柴胡。

42、心脾兩虛，心悸健忘的失眠怎麼治？

心藏神而主血，脾主思而統血。脾主運化，指脾有轉輸和消化吸收的功能。包括運化水穀，飲食入胃必須依賴脾得運化，將水穀精微轉化為氣血津液，轉輸供養全身，若脾失健運，消化吸收功能失調，則氣血生化不足，出現食欲不振，腹脹便溏，形體消瘦，倦怠乏力等；運化水濕，脾將水穀中多餘的水分轉輸到肺腎，透過肺腎的氣話功能，化為汗和尿而排泄於體外，若脾之運化失司，就會導致水液內停，形成濕、痰、飲等病理產物，甚至發生水腫。脾主升清，脾能將水穀精微營養物質吸收後上輸心肺，濡養臟腑經脈、四肢百骸。若脾虛不能升清，產生頭昏、乏力、腹脹、便溏，甚至內臟下垂、脫肛。

勞倦太過則傷脾，過逸少動亦致脾虛氣弱，脾失健運，氣血生化乏源，不能上奉於心，以致心神失養而失眠。或因思慮過度，傷及心脾，心傷則陰血暗耗，神不守舍；脾傷則食少，納呆，生化之源不足，營血虧虛，不能上奉於心，而致心神不安。正如《景嶽全書・不寐》云：「勞倦、思慮太過者，必致血液耗亡，神魂無主，所以無眠。」可見，心脾不足造成血虛，會導致不寐。心主血，脾為氣血之源，心脾虧虛，血不養心，神不守舍，故多夢易醒，健忘心悸；氣血虧虛，不能上奉於腦，清陽不升，則頭暈目眩；血虛不能上榮於面，故面色少華，舌色淡；脾失健運，則飲食無味；血少氣虛，故精神不振，四肢倦怠，脈細弱。

心脾兩虛導致的失眠，臨床表現為：不易入睡，多夢易醒，心悸健忘，神疲食少，伴頭暈目眩，四肢倦怠，腹脹便溏，面色少華，舌淡苔薄，脈細無力。治法：補益心脾，養血安神。代表方：歸脾湯加減，本方是健脾與養心並重的方劑，也是益氣補血的方劑。方中黨參（或人參）、炙黃耆、炒白朮、炙甘草健脾益氣；當歸、炒酸棗仁、桂圓肉、炒遠志、茯苓（多用茯神）補血養心安神；廣木香理氣健脾，使補而不滯；生薑開胃進食，大棗補脾和胃，益氣調營，並能益血止血，養心安神。大棗得生薑，可緩和其刺激之性，大棗得生薑，可防止氣壅致脹之偏，薑棗相配，調和脾胃，以資化源，能增進食欲，幫助消化，從而有利於以上藥物的吸收和作用的發揮。

如心血不足較甚者，可加熟地黃、白芍、阿膠以養心血；如不寐較重者，可加五味子、柏子仁、夜交藤、合歡皮養心

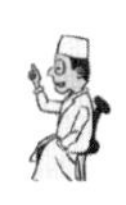

安神，或加生龍骨、生牡蠣、琥珀末鎮靜安神；兼見脘悶納呆，苔膩者，加蒼朮、清半夏、陳皮、川厚朴、茯苓以健脾燥濕，理氣化痰。本證也可以歸脾湯、養心湯二方化裁同用。養心湯益氣補血，養心安神，主治思慮過度，心氣不足所致的心虛血少，神氣不寧，心悸健忘，失眠多夢，神疲乏力等。方用黨參、炙黃耆以補氣；當歸、川芎以養血；茯苓、茯神、炒酸棗仁、柏子仁、遠志鎮靜寧心安神；五味子收斂心陰；脾氣虛，運化水濕失司，易停濕生痰，故用半夏曲和茯苓、遠志祛痰濕，以防擾心；肉桂不僅能鼓舞氣血運行，且能引虛火以歸源；甘草和中。諸藥合用，既能補血養心，又能安神定志，對心虛血少，神志不寧的患者，是臨床常用的方劑。

43、心腎兩虛，遺尿滑精的失眠怎麼治？

心為「君主之官」，心藏神，又稱主神明或主神志。心是人體生命活動的中心，具有統帥全身臟腑、形體、官竅的生理活動和人的精神、意識、思維和情志等心理活動的功能。在正常情況下，心的氣血旺盛，則精神充沛，思維敏捷，神安則寐；若心有病變時，則可導致精神神志異常，神不安則不寐。勞倦太過，或過逸少動致脾氣虛弱，脾失運化，不能化生水穀精微，氣血生化乏源，不能上奉於心，導致心血虛，心神失養而失眠；或思慮過度，傷及心脾，心傷則陰血暗耗，脾傷則食少納呆，生化之源不足，營血虧虛，不能上奉於心，心神失養而不寐；或久病血虛，年邁血少，引起心血不足，心失所養，心神不安而不寐；心脾兩虛，氣虛神浮，氣不攝精，則見滑精。腎主藏精，主納氣，主生殖，司二便，腎為「封藏之本」，體現了腎臟生理功能的主要特性，腎主封藏則精氣盈滿，人體生機旺盛。腎司二便，尿量的多少以及排尿的通暢與否，均有腎的氣化功能調節主持，腎陽主開，腎陰主合，陰陽開合協調，則排尿正常。勞倦過度，耗傷腎氣，或年邁體虛，腎精不足，腎氣虧虛以致失眠；腎元虛衰，封藏失職，精關不固，則有滑精；若陽虛不能蒸水化氣，腎氣不能固攝，以致遺尿。心虛不寧，腎虛不固，心腎不交，從而出現失眠，心悸怔忡，健忘，滑精，遺尿。

心腎兩虛、心腎不交證：症見失眠，健忘，心悸不寧，小便頻數或遺尿，滑精，形寒肢冷，面色恍白，腰膝痠軟。治法：補心寧神，交通心腎，縮尿固精。代表方：桑螵蛸散加減。常用藥：桑螵蛸、黨參、茯苓、當歸、煅龍骨、炙龜板、石菖蒲、炒遠志。本方本是澀精止遺的一首方劑，但用來治療失眠，效果不錯。方用桑螵蛸味鹹甘，性平，補腎助陽，固精縮尿；龍骨味甘澀，性

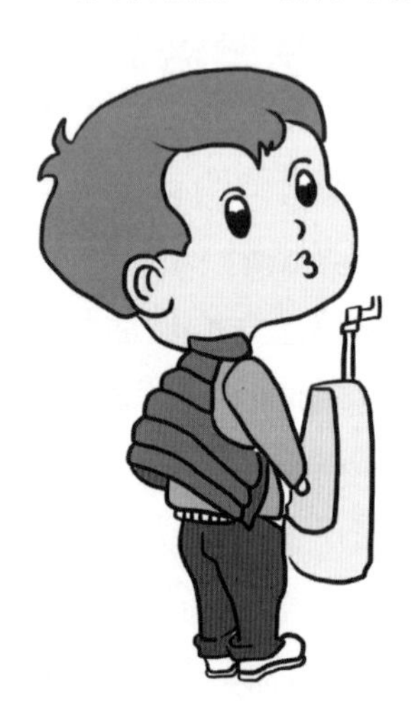

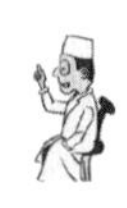

平，固腎澀精、斂汗、固腸止瀉、鎮驚；龜板滋陰補腎、強筋健骨、潛陽熄風；此用煅龍骨、炙龜板以滋腎固澀，加強桑螵蛸的功效；石菖蒲、遠志祛痰濕、開心竅、安心神，與上述補腎藥同用，有交通心腎的作用；茯苓、黨參益氣安神，當歸補血寧心。共奏交通心腎、固精縮尿之效。使用本方治療失眠時，可加柏子仁，《本草經疏》：「入足厥陰、少陰，亦入手少陰經。……入心故養神，入腎故定志，神志得所養而寧定，則其證自除矣，芬芳則脾胃所喜，潤澤則肝腎所宜，故能安五臟，五臟皆安則氣自益矣。」

44、心膽氣虛，心悸善驚的失眠怎麼治？

心為君主之官，心藏神而應變萬事，神之變也。膽主決斷，膽在精神意識思維活動中，具有判斷事物、做出決定的作用，因此可以防禦和消除某些精神刺激的不良影響，以維持精氣血津液的正常運行和代謝，確保臟腑之間的協調關係。一般來說，膽氣豪壯之人，勇於決斷，外界的精神刺激對其造成的影響較小，且恢復也較快；膽氣虛怯之人，優柔寡斷，在受到不良精神刺激時，則易出現失眠、多夢、膽怯易驚、善恐等病變。

膽虛每多兼有心虛，心虛膽怯，決斷無權，遇事易驚，心神不安，導致不寐。正如《沈氏尊生書・不寐》云：「心

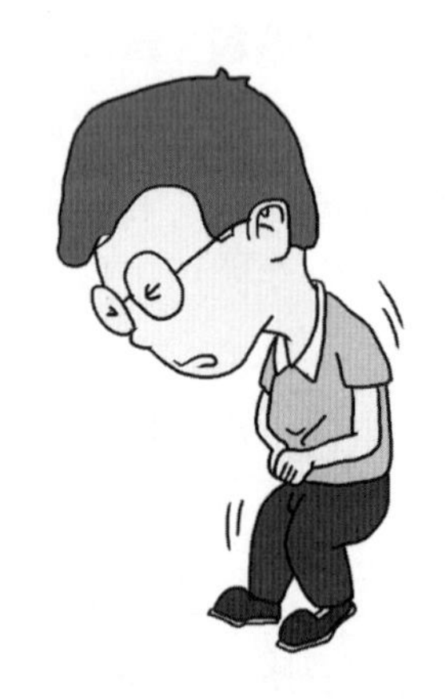

膽俱怯，觸事易驚，夢多不詳，虛煩不眠。」此屬體弱心膽素虛，善驚易恐，夜寐不寧。也有因暴受驚駭，情緒緊張，終日惕惕，漸至心虛膽怯而不寐者。正如《類證治裁．不寐》曰：「驚恐傷神，心虛不安」。心虛則心神不安，膽虛則善驚易恐，故多夢易醒，心悸善驚。且多兼有氣短倦怠，小便清長，舌色淡，脈弦細等氣血不足的徵象。

心膽氣虛證的失眠，臨床表現：不寐多夢，易於驚醒，膽怯心悸，遇事善驚，氣短倦怠，小便清長，舌質淡，脈弦細。治療原則：益氣鎮驚，安神定志。代表方：安神定志丸主之。常用藥：人參益氣；生龍齒鎮驚；茯苓、茯神、石菖蒲補氣益膽安神。若兼心肝血虛，驚悸汗出者，重用人參，加白芍、當歸、黃耆以補養肝血；肝不疏土，肝胃不和，肝脾不調，胸悶，善太息，納呆腹脹者，加柴胡、陳皮、青皮、山藥、白朮以疏肝健脾；心悸甚，驚惕不安者，加生龍骨、生牡蠣、朱砂以重鎮安神。

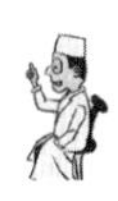

45、心肝血虛，心悸眩暈的失眠怎麼治？

心為「君主之官」，五臟六腑之大主，心的生理特性是主火，為陽臟，其氣宜降，主要生理功能是主血脈，主藏神，主宰人體整個生命活動的作用。心主血脈，是指心氣推動血液在脈管中運行，流注全身，發揮營養和滋潤作用，故有「諸血者皆屬於心」。肝為剛臟，肝的生理特性是主生發，性喜條達而惡抑鬱。主要生理功能是主疏泄和主藏血。肝藏血，有貯藏血液、調節血量、防止出血的作用。

心與肝關係密切，表現有二：①血液方面：心主血，肝藏血，血液充足，心血所主，肝有所藏，病理上可見心肝血虛證；②神志方面：心藏神，肝藏魂，主疏泄，人的精神意識思維活動雖有心所主，但與肝的疏洩密切相關；③肝血虧虛，母病及子，常導致心血不足，心肝血虛。

本證多因情志不遂，勞神過度，或脾胃虛弱，氣血生化之源匱乏，或失血過多，或久病失養，或勞倦過度，營血虧虛，或他臟血虛影響心、肝，皆可導致心肝血虛。心的主要病機特點為血液運行失常、神志意識改變。心的生理功能異常，可影響五臟六腑的功能異常。心的陰血不足，血不養心，心動失常，血虛不能上榮，頭面官竅失養，則可見心悸、面色無華、舌淡、脈細弱無力等症狀；血不養心，心神失養，則可見失眠多夢等表現。肝血虧虛，肝臟所屬形體官竅如筋脈、頭目、爪甲失於濡養，可見頭目眩暈、兩目乾澀、視物

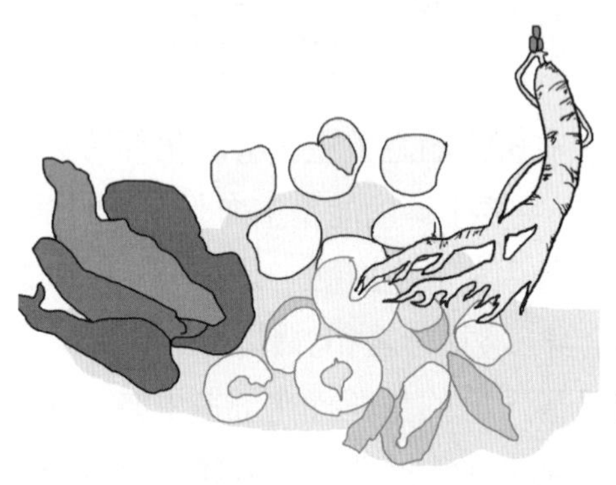

模糊、肢體麻木、爪甲不容。並伴有血虛表現，肝血不足，沖任失養，可見月經量少，甚則閉經；肝血不足，血不養筋，可致血虛生風。

心肝血虛證：症見失眠，多夢健忘，心悸心慌，眩暈，肢麻、震顫，視力減退，經少，面色無華，爪甲不榮，舌質淡白，脈細。治法：養心安神，補血養肝。常用方劑：養心湯合四物湯加減。常用藥：養心湯中人參、黃耆、茯苓、五味子、甘草益氣生血；當歸、川芎、柏子仁、炒酸棗仁、遠志養血寧心；肉桂、半夏曲溫中健脾，以助氣血之生化。四物湯中熟地、當歸補血養肝；芍藥、川芎和營調血；黃耆、黨參、白朮補氣生血。血虛神者，加制首烏、枸杞子、雞血藤增強補血養肝的作用；失眠、多夢較甚者，加合歡花、夜交藤養心安神。

46、陰虛火旺，心腎不交，潮熱盜汗的失眠怎麼治？

心與腎的關係密切，心屬火，腎屬水，心火必須下降於

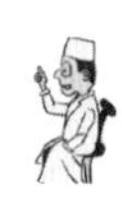

腎，以溫腎寒，腎水必須上濟於心，以滋心陰，稱「心腎相交」，「水火既濟」；若心火不能下降於腎而上亢，腎水不能上濟於心而凝聚，出現心煩失眠、腰膝痠軟、男子遺精、女子夢交，稱「心腎不交」，「水火不濟」。陰虛火旺的機理是陰虛則內熱，表現為五心煩熱、潮熱盜汗、咽乾口燥、舌紅少津、脈細數。治宜虛者補之，補其不足，採用滋陰降火的方法，即「壯水之主，以制陽光」這種陽病治陰的法則。

素體陰虛，或久病之人，兼有房勞過度，腎陰耗傷，陰衰於下，一是不能上濟於心而凝聚，使心陽失潛，獨亢於上，以致水火未濟，心腎不交；二腎陰虧虛，不能滋養肝陰，陰虛不能制約肝陽，「水不涵木」，肝陽過亢，虛陽上擾，均可導致失眠。正如徐春甫《古今醫統大全》說：「有腎水不足，真陰不升，而心火獨亢，亦不得眠。」或五志過極，心火內盛，不能下交於腎，心腎失交，心火亢盛，熱擾神明，神志不寧，以致不寐。或情志所傷，肝失條達，氣郁不舒，鬱而化火火性上炎，或陰虛陽亢擾動心神，以致不寐。

陰虛火旺證的失眠，臨床表現：心煩不寐，心悸不安，頭暈耳鳴，健忘，腰痠夢遺，五心煩熱，口乾津少，舌紅，少苔，脈細數。若心腎不交者，兼有男子遺精，女子月經不調。治療原則：滋陰降火，交通心腎，養心安神。常用方劑：黃連阿膠湯。本方藥物組成：黃連3克，黃芩、白芍、阿膠各9克，雞蛋黃2枚。用法：先煎前3味，去渣取汁，阿膠烊化，帶稍冷，再入雞蛋黃攪勻，分2次服。方用黃連、黃芩以降火除煩；雞蛋黃、白芍、阿膠滋補真陰。黃連配白芍，瀉火而不傷陰；白芍合黃連，斂陰而不礙邪；雞蛋黃為有血有肉有情之品，更能上補心而下補腎；阿膠能補肝血滋腎水。諸藥相伍，使陰複火降，則心腎相交而心煩自除，睡眠自安。若虛陽上亢，面熱微紅，眩暈耳鳴可加生牡蠣、龜板、磁石等重鎮潛陽，陽升得平，陽入於陰，即可入寐，療效更為顯著。本方臨床應用時，一般可加女貞子、旱蓮草；陰虛嚴重，津液耗傷，咽喉乾燥者可加元參、麥冬、石斛；火旺嚴重，心中懊惱者可加山梔、鮮竹葉；入眠後有驚醒者可加龍齒、珍珠母；寐而不熟者加炒酸棗仁、夜交藤。

如以心火亢盛為主，可酌加朱砂安神丸，丸劑便於常服。朱砂安神丸亦以黃連直瀉心火，朱砂、炒酸棗仁重鎮安神；由於火旺易傷陰液，故又以當歸、生地、茯苓、遠志補血養心；甘草甘以緩急。諸藥合用而有養血瀉火，鎮心安神之效。若腎水不足，治當滋腎陰以制心火，宜六味地黃丸或其他補腎填精之藥。若心腎兩虛，水火不交，失眠伴有小便頻數，或尿如米泔色，或遺尿，或遺精，精神恍惚，健忘，可用桑螵蛸散調補心腎，澀精止遺。

失眠一證，多由於心火上炎，可因腎陰虧虛所致，亦可因腎陽衰弱所致；前者屬於陰虧陽亢，後者屬於火不歸源，二者雖有不同，但都屬「心腎不交」，可用交泰丸交通心腎。本方僅用黃連、肉桂 2 味，黃連清心以瀉上亢之火，肉桂溫腎以引火歸源，使心火得降，腎陽得複，則腎水上騰於心，

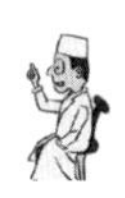

心火下達於腎，如此，心腎相交，自能安睡。正如治療長期失眠的患者，若單純使用鎮靜安神藥往往見效甚微，加入少量興奮劑如肉桂，可取得不錯的效果。此外，遠志、石菖蒲性味辛溫，功能開竅，與養血重鎮藥配伍即有安神之效，也能夠交通心腎。本方黃連與肉桂的用量比例，可根據病情酌情增減，但肉桂用量一般少於黃連。

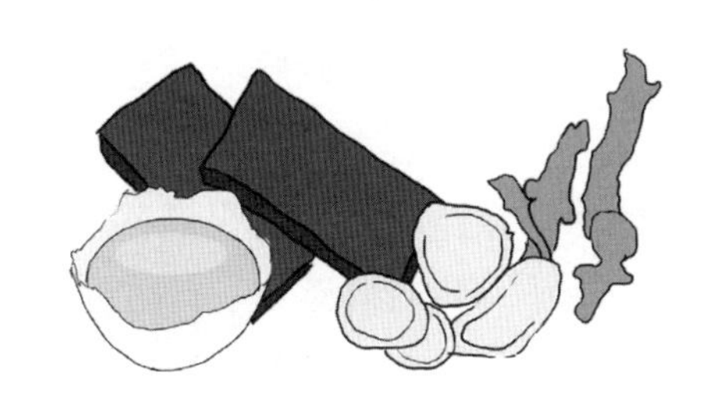

47、心肝火旺，心煩多怒的失眠怎麼治？

心藏神，又稱心主神志，即生命活動的外在表現和精神意識思考活動，均由心來統帥。心強則神明，思路清晰，反映靈敏，記憶性強；心虛則神暗，精神萎糜、反應遲鈍、記憶衰退。肝藏魂，肝主疏泄，包括調暢氣機和情志；促進脾胃的運化和膽汁的分泌；男子排精、女子月經。肝氣疏通，心情開朗，氣血旺盛。肝臟疏泄失職則氣血不暢，悶悶不樂，煩躁易怒，肝氣鬱結、臉色泛青。

一般來說，心肝鬱火型的失眠病程長，邪實阻滯，化火生熱。本證多因情志刺激，情志不遂，抑鬱化火；或火熱之邪內侵，阻遏心脈、肝脈；或過食辛辣刺激、溫補之品，久蘊化火，內熾於心；或其他臟腑病變的影響，使肝氣鬱結，失於疏泄、條達所致。心火熾盛，內擾於心，神不守舍，則失眠，心煩，發熱;肝藏魂，心藏神，熱擾神魂，則心神不寧，魂不守舍，而見失眠，噩夢紛紜，急躁易怒。

心肝火旺型失眠的臨床表現：失眠，心煩，發熱，噩夢紛紜，急躁易怒，頭暈脹痛，面紅目赤，口乾口苦，耳鳴耳聾，脇肋脹痛，便祕，尿黃，或口舌生瘡、潰爛疼痛；或小便短赤、灼熱澀痛;或見吐血，舌紅苔黃，脈弦數。治療原則:心為肝之子，心肝火盛，相互肆虐，既要清肝火，又有泄心火，所謂實則瀉其子。常用方劑：朱砂安神丸、導赤散加減清心瀉火，鎮心安神；合用龍膽瀉肝湯清瀉肝火。常用藥物：黃連、山梔、淡竹葉清心瀉火；朱砂鎮心安神；當歸、生地補養陰血；甘草梢清熱瀉火，導熱下行。龍膽草瀉肝經實火，除下焦濕熱；黃芩、山梔清中上焦火；車前子、澤瀉、甘草清利下焦濕熱。肝火上炎甚者，頭痛目赤，加夏枯草、苦丁茶、決明子清肝明目；火盛傷陰，

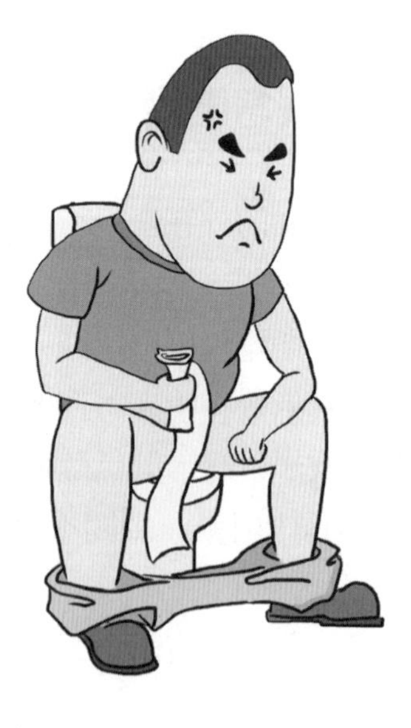

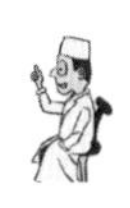

舌紅少苔，酌加生地、麥冬、玄參、白芍、百合、當歸滋陰養血；心神不安，心悸甚者，加珍珠母、龍齒鎮心安神，或遠志、酸棗仁、茯神養心安神；若熱邪內鬱不得外泄，津液遇熱化成痰濁，可加膽南星、清半夏、礞石、石菖蒲化痰開竅。

病例：張某，女，56歲，因暴怒起病，終日悲觀苦悶，情緒不穩，夜間驚悸失眠，口服舒樂安定8片，始能矇矓入睡2~3小時，終日痛苦，不能自拔，且有自殺傾向。觀其神志呆板，沉默不語，面色暗無光澤，舌紅，苔白燥，脈象弦滑，重按有力，大便祕結不通，1週1行，小便黃赤。綜合分析，由於患者暴怒，情緒不得發洩，精神恍惚，此乃五志過極，心火上炎，肝鬱化火，津液遇熱釀成痰濁，擾於心神，治以舒暢氣機，清瀉心肝鬱火，滌痰安神。

處方：川芎12克，蒼朮15克，制香附20克，川鬱金20克，川黃連15克，黃芩15克，大黃10克，山梔15克，生地黃20克，玄參15克，麥門冬20克，石菖蒲15克，炒遠志15克，炒酸棗仁30克，膽南星15克，竹茹15克，橘紅15克，半夏15克，茯苓15克，甘草6克。水煎服，每日1劑，分2次服。服藥14劑，大便日行2～3次，下黏穢便，色汙齊臭，自殺傾向消失，服舒樂安定2片，可入睡5～6小時，上方加青礞石20克，柴胡10克，服21劑後，大便日1次，不用舒樂安定，能入睡6～7小時，精神如常人，舌紅轉淺，脈象轉緩，繼服上方鞏固療效。

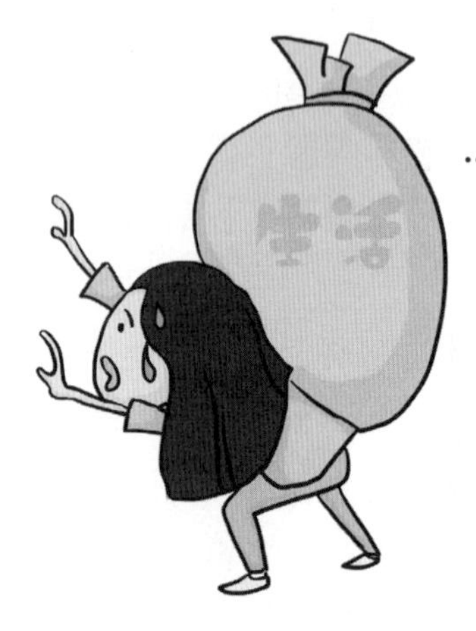

48、心腎陽虛，煩躁心悸的失眠怎麼治？

現代社會，越來越多的人沉溺於夜生活，陽氣長期得不到潛藏休養，大量耗傷。正如《抱朴子·極言》曰：「寢息失時，傷也」；飲食方面，過服寒涼清苦之品，陽氣逐漸耗傷，或肥甘厚膩之品傷脾，脾失運化，濕邪內生，「濕盛則陽微」；生活起居方面，長期處在空調冷氣環境當中，又一味追求漂亮，氣候寒冷時穿衣少，「非其時而受其氣」，更傷其陽；長期學習、生活壓力大，精神壓抑，肝氣鬱滯，失其條達，肝為剛臟，喜條達惡抑鬱，《內經》云：「逆之則傷肝，夏為寒變」；或某些疾病誤治以後，因為大汗、大瀉或大吐導致陽氣大虛而成；或患者陽氣素虛，一經病邪的侵襲，陽氣即不能抗邪而削弱；加之現代抗生素、激素、免疫抑制劑等濫用，或受溫病學派的影響，過用苦寒之品，使得人體陽氣常常受到損耗，不能正常的生發、布散。陽氣虧虛，陰寒內生，寒邪凝滯，阻塞脈絡，影響陽氣入陰的正常通路；或陰寒內盛，逼陽外越，陽不得入陰，均可導致失眠。正所謂「陽氣者，內化精微，養於神氣；外為柔軟，以固於筋」，陽氣充足是神志安定的基礎。從陽虛論治失眠

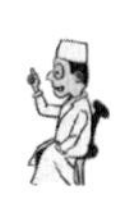

症，應當注意時時顧護陽氣。

陽虛之證，多從心脾腎論治，因腎陽為一身陽氣之根本，故尤其以腎陽虛最為重要。陽虛不寐證的失眠，臨床表現：欲寐（包括白天）但不能寐，入睡困難，易醒，早醒；兼有煩躁，心悸，怔忡，汗出肢冷，精神疲乏，倦怠無力，易情緒不穩定，焦慮激動和憂鬱低落交替發生，多伴有頭脹，頭痛，脇痛，少腹痛，口苦，胃脹，大便不暢等軀體症狀；凌晨 1 ～ 3 點肝經循行的時間易醒、醒後難再睡，或在此時間段出現烘熱汗出、肢麻等典型症狀；形寒肢冷，口乾而不欲飲或喜溫飲，面色無華或晦暗；頭胸等上半身見有熱象，但膝蓋或下肢等下半身常冷；女性還可出現經前或經期失眠加重，並伴有乳房、小腹脹痛等症狀；大便稀溏或黏膩不爽。舌淡胖，或淡黯，或紫黯，有瘀斑；苔薄白，或水滑，或微黃（膩）；舌底脈絡曲張；脈沉細，或緊，或滑，或濡，或澀，或弱。

治宜虛者補之，補其不足，採用扶陽益火的方法，即「益火之源，以消陰翳」。治法：扶陽抑陰，運轉樞機，調暢氣機，鎮潛安神。常用方劑：四逆湯加桂枝甘草龍骨牡蠣湯。藥物：熟附子（先煎）15 ～ 30 克，乾薑 15 ～ 30 克，炙甘草 30 ～ 60 克，桂枝 10 ～ 15 克，生龍骨（搗）30 克，生牡蠣（搗）30 克。煎服法：先煎熟附子、龍骨、牡蠣 30 ～ 40 分鐘，再納餘藥同煎半小時。每日 1 劑，分兩次溫服（晨間 9 ～ 10 點及午間 16 ～ 17 點）。

常用藥物：附子振奮周身之陽，主治惡寒，四肢厥冷，汗出不止，脈沉細微；乾薑著重溫中逐寒，主治胃腸虛寒，嘔吐下利，並助附子增強回陽之力；甘草不僅能夠緩和薑、附之烈性，而且具有滋補之功，以協薑、附回陽固脫；桂枝、甘草溫補心陽；龍骨、牡蠣潛鎮安神，重以祛怯，澀以斂汗。甘草用量倍於桂枝，重在資助中焦，使上下陰陽之氣交通於中土，而能寐。本方加減：若心氣虛衰，心悸不寧，加黃耆、黨參、柏子仁、五味子等益氣安神之品；若心膽火旺偏盛，加白芍或赤芍；若肝膽失疏，胸脇苦滿，加四逆散（柴胡、芍藥、炒枳實、炙甘草）；肺氣不降，加杏仁、麥冬、五味子、烏梅等；中焦樞機不利，加四君子湯、黃耆；痰濕阻滯：加茯苓、半夏；瘀血阻絡，加血府逐瘀湯。平時注意寒涼之物慎服，煎炸之物少食。

49、「胃不和則臥不安」的失眠怎麼治？

《素問．逆調論》曰：「胃不和則臥不安」，是指胃失和降，阻礙胃氣運行，故睡眠不安。中醫學認為，脾胃乃後天之本，主持氣血的化生，「五臟六腑皆稟氣於胃」，脾和胃同居中焦，司升降，為人體五臟之樞紐，可見脾胃在人體生理及病理中具有極為重要的意義。但是由於現代生活方式的改變和飲食結構習慣的變化，導致人體腸胃的消化功能紊

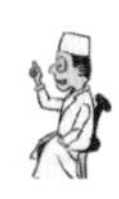

亂，所以在臨床上經常能看到，因為吃不好導致失眠的患者，並伴有脘腹脹滿、胸悶噯氣、嘔吐吞酸、納差、大便不調等脾胃不和的症狀。

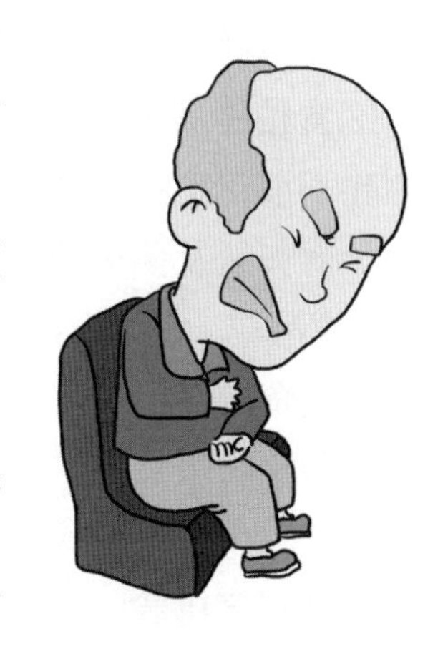

由於飲食不節制，暴飲暴食，過食肥甘厚膩，或情志失調，中焦氣機不暢，胃氣不降，逆而上行，樞機不利，陽明失調，上擾神明而失眠；或脾胃虧虛，脾失運化水穀，胃不能受納和腐熟水穀，氣血生化乏源，營血虧虛而不寐；或宿食停滯，脾胃受損，胃氣不和，脾不升胃不降，心神不寧而失眠；或脾運化水濕失司，濕聚為痰，因痰生熱，釀生痰熱，壅遏於中，痰熱上擾而不得眠。

⑴痰熱擾心證：症見心煩不寐，胸悶脘痞，泛惡噯氣，伴口苦，頭重，目眩，舌偏紅，苔黃膩，脈滑數。治宜清化痰熱，和中安神。常用方劑：黃連溫膽湯加減。常用藥：半夏、陳皮、茯苓、枳實健脾化痰，理氣和胃；黃連、竹茹清心降火化痰；生龍齒、珍珠母、靈磁石鎮靜安神。不寐伴胸悶噯氣，脘腹脹滿，大便不爽，苔膩脈滑，加用半夏秫米湯和胃健脾，交通陰陽，和胃降氣；若心悸驚惕不安者，再可加入珍珠母、朱砂之類以鎮驚定志。若痰食阻滯，胃中不和者，可合用半夏秫米湯加神曲、山楂、萊菔子以消導和中。痰熱

重而大便不通者，可用礞石滾痰丸降火瀉熱，逐痰鎮驚。

⑵食積停滯證：症見失眠，胸腹痞滿或脹痛，噯氣吞酸，或嘔吐不消化食物，其味腐臭，吐後痛減，不思飲食，大便不爽，得矢氣及便後稍舒，舌苔厚膩，脈滑。治法：消食和胃、化濕散結。常用方劑：保和丸加減。常用藥：神曲、山楂、萊菔子消食導滯；茯苓、制半夏、陳皮和胃化濕；連翹散結清熱。若脘腹脹甚者，加炒枳實、砂仁、檳榔等行氣消滯。若便祕者，可合用小承氣湯或改用枳實導滯丸行氣通腑。

⑶脾胃氣虛證：症見失眠，食欲不振，食入難化，噁心嘔吐，脘部痞悶，大便不暢，舌苔白滑，脈虛弦。治法：健脾益氣，和胃降逆。常用方劑：香砂六君子湯加減。常用藥：黨參、白朮、茯苓、甘草健脾益氣；半夏祛痰降逆，和胃止嘔；陳皮、木香、砂仁理氣降逆。

中醫學的胃具有舉足輕重的作用，「胃為中樞、升降陰陽」，「胃乃水穀氣血之海」，亦為「後天之本，營衛之源」，因此若胃氣調和，升降有序，氣血生化有源，營衛循其常度，陰陽和諧，則神安夜眠。要想睡得好，得管住自己的嘴，尤其是晚餐要注意。晚上進餐時最好不要吃脹氣食物，重口味食物，辛辣油膩食物，含咖啡因食物，含酒精的飲料，睡前少碰咖啡、茶、可樂和巧克力。

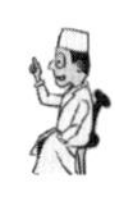

50、瘀血內阻，心煩，舌質紫黯，有瘀點的失眠怎麼治？

失眠之症，歷代醫家多從虛實論治，虛證不外乎心脾兩虛、心膽氣虛、心腎不交；實者多為氣鬱、痰火擾心。而對一些頑固性失眠常法治療往往效果不佳。對此，依據中醫理論「頑疾多瘀血」、「久病多瘀」、「久病入絡」，在辨證論治的基礎上配合活血化瘀之法，臨床上屢獲奇效。

瘀血與失眠的關係，古今中醫書籍較少論及，臨床上也不常見，但並非沒有，女性患者閉經後出現狂躁不寐即是例證，其機制或許是瘀血內阻，氣機逆亂所致。在臨床上，由瘀血直接導致失眠者少，但失眠患者兼有瘀血則多見。如外傷、跌仆及其他原因造成的體內出血，離經之血未及時排出或消散，淤積於內；或情志內傷，氣機鬱滯而致瘀；或氣血虛弱，推動無力而留瘀；或陰液虧虛，血脈不充，脈道澀滯以致血瘀；痰濕等有形實邪壓迫、阻塞脈絡，以致血液停滯。瘀血的形成和心、肝、脾關係密切，心主血，肝藏血，脾統血，心肝脾功能的異常，必然使氣血運行失常，日久致瘀。

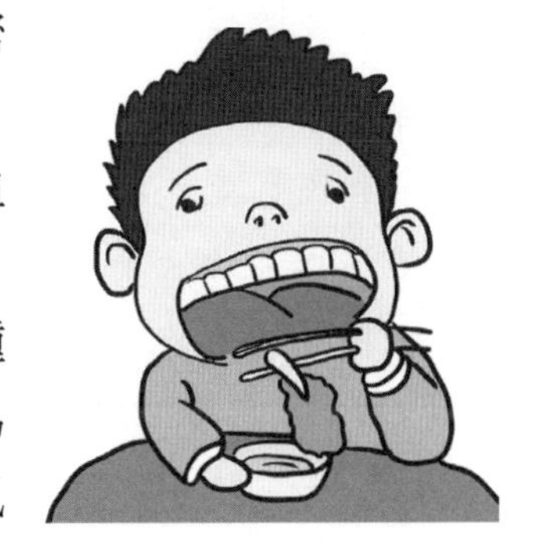

瘀血不僅是長期失眠的一種病理產物，可與痰、熱等合併為病，其又可作為一種病因導致氣

機鬱滯，或水液內停，或留瘀日久，新血不生而致血虛。所以治療這類失眠患者，活血化瘀乃是重要的一環。

瘀阻心脈證的失眠：症見不寐，胸部刺痛，固定不移，或目內眥可見瘀點，舌尖紫黯，脈澀或結代；治當通心脈，寧心神；方選丹參飲或血府逐瘀湯加減。瘀阻脾絡證：症見不寐，胃脘刺痛或脹痛，食後、入夜尤甚，口乾不多飲，唇黯，舌邊有瘀斑，脈澀；治當通脾絡，和胃氣；方選失笑散或膈下逐瘀湯加減。瘀阻肝脈：症見不寐，兩脇或少腹刺痛、脹痛，疼痛拒按，痛處不移，舌質紫黯，脈沉弦而澀；治以通肝脈，理肝氣，寧肝魂；方選旋覆花湯或鱉甲煎丸加減。

鄧鐵濤老先生在臨床上喜用補氣活血法，重用補氣藥，配合活血藥以消瘀散瘀。

某患者，女，40歲，於20年前因槍傷受驚嚇後失眠，經服中藥及針灸治療，症狀無明顯改善。診見：形體偏胖，夜間入睡困難，寐而易醒，伴胸悶，頭昏，納差，半身汗出，二便調，舌質黯、苔薄黃，脈沉滑，舌下脈絡瘀紫。鄧老認為患者失眠因驚而起，驚傷心脾，槍傷致瘀，素體有痰，辨為有瘀有痰有虛，治以補益心脾，化痰祛瘀，方用溫膽湯加補氣活血藥主之。處方：①竹茹、清半夏各10克，枳殼、橘絡、橘紅各6克，五爪龍、生牡蠣各30克（搗），茯苓15克，丹參18克；②炙甘草10克，麥芽30克，大棗5枚。白天服①方，晚上服②方，連服2週。半月後二診：症狀明

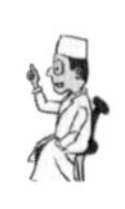

顯改善，舌脈同前，將①方中丹參改為24克，加龍眼肉10克，②方照服。治療月餘，患者睡眠明顯改善。

51、虛煩不寐，咽乾鬱悶的失眠怎麼治？

虛煩，因虛而致心胸煩熱者。失眠是指無法入睡或無法保持睡眠狀態，導致睡眠不足。虛煩失眠是指因虛而失眠伴有心胸煩熱的症狀。

虛煩失眠的原因，主要有由於外感病汗、吐、下誤治後，邪熱乘虛客於胸中，或病後餘熱留戀，或津涸、血虛、腎虧、虛人痰飲內停、虛勞等所致。臨床上多見鬱悶不寐、口乾咽燥等症導致無法入睡或保持睡眠狀態，導致睡眠不足。

【基本方】：熟地15克，茯苓20克，山萸肉10克，澤瀉10克，丹皮10克，淮山藥20克，炒酸棗仁30克，知母10克，川芎10克，甘草10克。

【隨症加減】：口乾心煩加麥冬、五味子；心氣虛加黨參、白朮；心陰不足加柏子仁；心血不足加白芍、黃精；脾胃虛弱加陳皮、法半夏；汗出者加龍骨、牡蠣；痰阻心竅者加石菖蒲、遠志；情緒低落加鬱金、合歡花；陰虛火旺者，加生地、玄參、杭芍；陰陽不交之失眠加遠志、夜交藤；肝鬱加柴胡、香附。

本方以六味地黃湯為底方，六味地黃湯共為腎、肝、脾三陰並補之劑而以補腎陰為主。方用熟地滋腎陰、益精髓為主；山萸肉滋養肝腎；山藥滋腎補脾陰；三藥合用，以達到三陰並補之功，又配茯苓淡滲脾濕，以助山藥之益脾；澤瀉清泄腎火，並防熟地之滋膩；丹皮清泄肝火，並制山萸肉之溫；炒酸棗仁、夜交藤補心血滋心神；龍骨、牡蠣重鎮安神，收斂固澀；知母滋陰清熱；川芎活血行氣、調養肝血；黃精滋腎潤肺，補脾益氣；生地、白芍養陰清熱、平抑肝陽；柏子仁養心安神；甘草調和諸藥。

(1) 陰虛水熱互結導致的虛煩不眠：症見心煩不得眠，發熱，口渴，欲飲水，咳嗽而嘔，小便不利，下利，舌質紅，苔薄黃或少苔，脈浮或細數。

【治法】：養陰，清熱，利水。

【代表方】：豬苓湯。

【常用藥物】：豬苓、茯苓、澤瀉甘淡滲濕以利水；滑石清熱利水，滑利通竅；阿膠甘平育陰以潤燥。

(2) 熱鬱胸膈導致的虛煩不眠：症見虛煩不得眠，甚或反覆顛倒，心中懊惱，胸中窒，心中結痛，身微熱，或饑不能食，但頭汗出，苔微黃。

梔子

【治法】：清宣鬱熱。

【代表方】：梔子豉湯。

【常用藥物】：梔子苦寒，為清熱除煩之要藥，香豉氣味俱輕，兩藥配伍，清中有宣，有「火鬱發

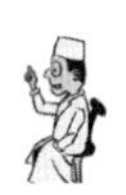

之」之義。

52、外感病導致的失眠怎麼治？

外邪侵入人體後，影響機體臟腑的功能，擾亂氣血津液的運行，所以，無論是傷寒還是溫病，在疾病發展過程中常常會伴有失眠。

《素問·熱論》：「傷寒一日，巨陽受之，故頭項腰脊強。二日陽明受之，陽明主肉，其脈挾鼻絡於目，故身熱目疼而鼻乾，不得臥也」。意思是說外感初期，身體發熱，陽明受邪，經氣壅滯，影響到胃腑，使胃不和，所以不得臥。這是外感邪氣侵入人體而使人不得睡眠最早的記載。《諸病源候論》論述：「夫衛氣晝行於陽，夜行於陰。陰主夜，夜主臥，謂陽氣盡陰氣盛，則目瞑矣。今熱氣未散，與諸陰並，所以陽獨盛，陰偏虛，雖複病後，乃不得眠者，陰氣未複故也」。闡述了外感病失眠的病機。

《傷寒論》則記載了各種外感病失眠的治療：外邪侵襲肌表後，乘虛內侵胸膈，熱擾胸中的失眠，治用「梔子豉湯」；素體真陰不足，外感邪氣入裡化熱，傷及陰液失眠，治宜「黃連阿膠湯」；感受寒邪，陽氣虧虛，無力內收，散布於外，導致失眠，用「乾薑附子湯」；外感濕熱內阻，陰虛不足，導致失眠，治用「豬苓湯」。

外感病汗吐下誤治後，餘熱未清，或邪熱內陷；或太陽病表邪化熱自然傳裡；或大病後餘熱未清，導致無形邪熱，鬱留胸膈，熱擾心神，氣機阻滯，以致出現虛煩不得眠，身熱、心中懊憹，甚則反覆轉側，起臥不安，胸脘痞滿，按之軟而不硬，嘈雜似饑，但不欲食等症狀。治以梔子豉湯清宣鬱熱。方用梔子苦寒瀉火，瀉熱除煩；香豆豉具有升散之性，能宣邪暢中。本方須先煎梔子，後下豆豉。如治外感熱病，熱在氣分而表邪未淨者，可加牛蒡子、薄荷；若裡熱較盛，口乾口苦，舌紅苔黃，可加連翹、黃芩；如濕邪較重，胸悶泛惡，舌苔厚膩，可加藿香、厚朴、半夏、枳殼等；若少氣者，加甘草益氣；兼嘔者，加生薑止嘔。梔子性苦寒，易傷脾胃，故脾胃陽虛，大便稀溏者，宜慎用。

乾薑附子湯主治外感病誤汗下後，陽氣大虛，陽虛陰盛，虛陽尚能與陰邪相爭，導致晝日煩躁不得眠，夜而安靜，不嘔，不渴，無表證，身無大熱（或身有微熱），脈沉微。方用乾薑附子湯急救回陽。生附子、乾薑大辛大熱，以複先後天脾腎之陽。附子生用，取其破陰回陽之力更強，一次頓服，使藥力集中，回陽效果迅速。

豬苓湯主治外感病誤下後，津傷邪熱未去，水熱互結於下焦，症見心煩不得眠，發熱不惡寒，口渴，小便不利，舌紅，苔薄黃或少苔，脈浮。治以滋陰抑陽，清熱利水。方用豬苓湯，豬苓、茯苓、澤瀉、滑石清熱利水而不傷陰，阿膠養血止血而不礙清利。

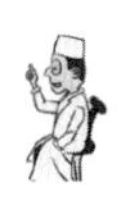

53、頑固性失眠、病情複雜的失眠怎麼治？

在臨床上，有的患者長期失眠久治不癒，或病情極為複雜，尤其是老年患者，久病之人，數病纏身之人，往往虛實錯雜，表裡同病，或多臟同病，治其實則虛者更需，治其虛則壅滯邪氣，多種治法同用，又顯藥力不專。遇此類病證，鄧鐵濤老先生多採用中藥內服配合中藥外洗的方法，內服中藥主要治其本，外洗則主要治其標，既能標本同治，又不致藥力分散。

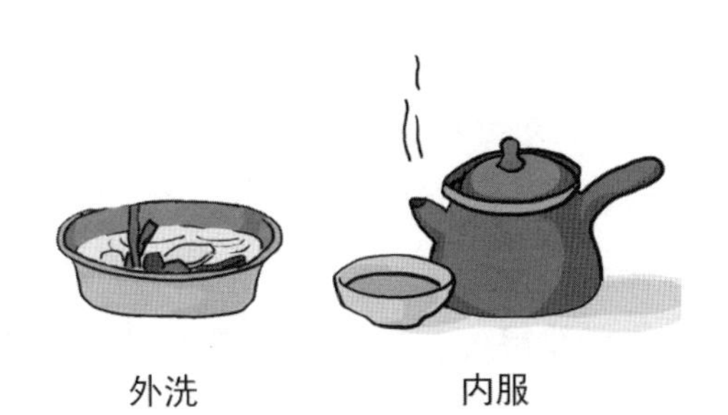

武某，男，65歲，失眠、頭暈20餘年，經檢查診斷為①原發性高血壓病I期；②頸、腰椎骨質增生；③老年性肺氣腫；④慢性咽炎、聲帶息肉。診見：頭暈頭痛，睡眠不寧，一直服用舒樂安定方能入睡，停藥則無法入睡，伴四肢麻木，咽喉不利，大便祕結，舌淡黯，舌體胖大，苔白，脈坐緊右弦滑。鄧老綜合其四診資料，辨證為痰瘀互結，風濕痺阻，脾胃虛弱，肝腎不足。病情複雜，虛實夾雜，予中藥內服健脾益氣，理氣化痰，以中藥外洗祛風除濕，活血化瘀。

處方：①竹茹10克，枳殼、橘紅各6克，茯苓、肉蓯蓉各15克，黨參、草決明各24克，白朮、雞血藤、夜交藤各30克，甘草5克。水煎內服，每天1劑。②川芎、桃仁各12克，艾葉、赤芍、續斷各15克，防風、羌活各10克，丹參18克，紅花6克，生蔥4條，米醋、米酒各20克。煎水浴足，每晚1次。1週後2診：頭暈失眠好轉，艾司唑侖（舒樂安定）已減量，且血壓平穩，下肢麻痺亦好轉，舌脈同前，仍便祕難解。①方中白朮改50克，肉蓯蓉18克，去草決明，加牛膝12克，酸棗仁24克，遠志5克。②方中加桂枝15克，獨活10克，當歸尾10克。上2方調治月餘，諸症減輕，痰瘀風濕漸去，虛象漸現，在原方基礎上加益氣健脾之品，如黃耆、黨參、無爪龍等，浴足方不變。1個月後3診：頭暈、失眠明顯緩解，下肢麻痺明顯減輕，精神好轉，鼻準頭明亮，好轉出院。

頑固性失眠，心神不寧者，用孔聖枕中丹效果不錯，症見失眠，頭暈，心悸，怔忡，遺精盜汗，多夢健忘。方用龜板滋陰降火，龍骨鎮心安神；遠志、石菖蒲既能安神益智，又能祛痰利竅，和龜板、龍骨交通心腎，鎮心安神之效。

失眠患者注意調整臟腑氣血陰陽的平衡：如補益心脾，應佐以少量醒脾運脾藥，以防礙脾；交通心腎，用引火歸原的肉桂其量宜輕；益氣鎮驚，常須健脾，慎用滋陰之品；疏肝瀉火，注意養血柔肝，以體現「體陰用陽」之意。

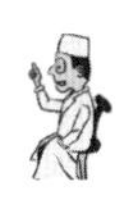

54、忿怒太過導致的失眠怎麼治？

情志，泛指精神、情緒、思維等心理現象和過程，又稱作「五志」，是對外界精神刺激的一種「應答性反應」，《內經》將其概括為怒、喜、憂、思、悲、恐、驚七種情志變化，簡稱「七情」，其產生與臟腑的功能密切相關。

隨著社會的發展，生活節奏日益加快，長時間精神緊張，工作和生活壓力繁重以及夜生活、飲酒等不良生活習慣導致越來越多的健康人群開始步入失眠一族，睡眠障礙的發生率日漸上升。有研究稱，80% 的睡眠障礙是由於心理壓力造成的。正如《素問．舉痛篇》所說得「百病生於氣也」。情志是以臟腑氣血陰陽為物質基礎，突發強烈或持久不解的情志刺激超過了人體生理和心理的適應能力，導致臟腑功能失調，引起或誘發各種疾病。

肝性如木，肝為「將軍之官」，主疏泄，主藏血，調暢氣機，性喜條達舒暢，惡抑鬱，忌精神刺激，情志的活動那個有賴於肝氣的疏泄條達。一般來說，大怒傷肝，正如《素問》曰：「怒傷肝」，「怒則氣上」。正常情況下，人的精神愉快心情舒暢，肝的疏泄功能正常，氣機條暢，氣血調和，則睡眠好，但是強大的精神刺激，或忿怒太過，肝失疏泄條達，肝氣逆亂，肝氣上逆，魂神受擾而致不眠；或肝鬱氣滯，可致抑鬱不寐；或肝鬱日久，鬱而化火，火性上炎，上擾心神、沖逆肝魂治不寐；或肝鬱化火，可煎熬津液而為痰，痰火互結，擾其魂而不得寐；或肝鬱遷延，暗耗肝陰，或肝火日久，灼傷肝陰，肝陰虧虛，水不涵木，不能制約肝陽，肝陽上擾，陽不入陰，擾動心神，神不安寧以致不寐。肝氣還能橫竄其他臟腑，肝氣鬱結，疏泄不利則鬱結身體局部、肝經循行路線等處。

中醫認為人臥則魂歸於肝而能寐，肝虛不能藏魂而不能寐。由於忿怒太過傷肝，引起肝不藏魂導致失眠的因素有肝氣鬱結、肝火亢盛、痰火內擾、肝陰虛。在治療上當以補虛瀉實、調整陰陽為原則。

(1) 肝氣鬱結證：患者失眠多伴有精神抑鬱易怒，脇肋脹痛，脘悶嘔逆，不思飲食，腹痛便泄，便後不爽，積聚，苔薄，脈弦。

【治法】：疏肝理氣，解鬱安神。

【常用方劑】：柴胡疏肝散加減。

【常用藥物】：柴胡、陳皮、川芎、香附、炒枳殼、白芍、赤芍、炙甘草。失眠甚者，酌加合歡皮、夜交藤等。

(2) 肝鬱化火證：此類患者失眠多伴有性情急躁易怒，不思飲食、口渴喜飲、目赤口苦、小便黃赤、大便乾結，舌質紅苔黃，脈弦而數。

【治法】：疏肝瀉熱，佐以安神。

【常用方劑】：龍膽瀉肝湯加味。

【常用藥物】：炒龍膽草、炒黃芩、炒梔子、生地、澤瀉、車前子、當歸、柴胡、木通、生甘草。本方藥味多屬苦

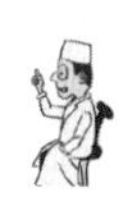

寒之品，易於敗胃，宜中病即止，不宜久服。

(3) 痰火內擾證：失眠多伴有頭重、痰多胸悶、惡食噯氣、吞酸噁心、心煩口苦、目眩，苔膩而黃，脈滑數。

【治法】：化痰清熱，和中安神。

【常用方劑】：溫膽湯加黃連、梔子主之或十味溫膽湯加減。

【常用藥物】：炒黃連、梔子、清半夏、竹茹、炒枳實、陳皮、茯苓、人參、熟地、五味子、炒酸棗仁、炒遠志、炙甘草。

(4) 肝陰不足證：失眠多伴有眩暈耳鳴、兩目乾澀、五心煩熱、潮熱盜汗、咽乾口燥，舌紅少津，脈弦細數。

【治法】：疏肝滋陰，虛者補其母，當補腎。

【常用方劑】：一貫煎和知柏地黃丸加減。

【常用藥物】：生地、山藥、山茱萸、丹皮、茯苓、澤瀉、知母、黃柏、北沙參、枸杞子、當歸、麥冬、炒川楝子。

以上諸證，在治療時氣鬱者必散發，火熱者必瀉火，痰者必化痰才能入睡。若只用安神藥使氣鬱更甚、火必難除、痰邪難消，故炒酸棗仁、龍骨、牡蠣、朱砂對鬱結而引起的失眠不可應用。肝陰不足者宜滋陰降火，不必再加入安神藥。若清陽失升，在用升陽益氣藥物的同時在加入重鎮安神之品，必使清陽不升而更難入睡。

55、思慮過度導致的失眠怎麼治？

一般情況下，正常的思慮是我們生活和工作的需要，並不會致病，思慮過度是指過度冥思苦想，凝神斂至的過程，既能作為病因導致疾病的發生，又能是某種疾病引起的結果。

思慮過度導致失眠的患者多為性格內向，喜深思熟慮，或心胸狹礙之人，平素無故時多疑慮；或工作、學習、生活和社會多方面的不順利；或對某件事（人）的過度在意等導致思慮過度。思慮過度導致失眠的病因有：①「思則氣結」，思慮過度而不解，導致氣機結滯不暢，心神凝聚，故不寐。正如《素問・舉痛論》說：「思則心有所存，神有所歸，正氣留而不行，故氣結矣。」「憂愁思慮，傷及心脾，脾氣鬱結，造成氣機結滯。思則氣結。」②久思傷脾，導致脾胃氣機結滯，升降失常，脾失健運，不能正常的化氣行水，水液

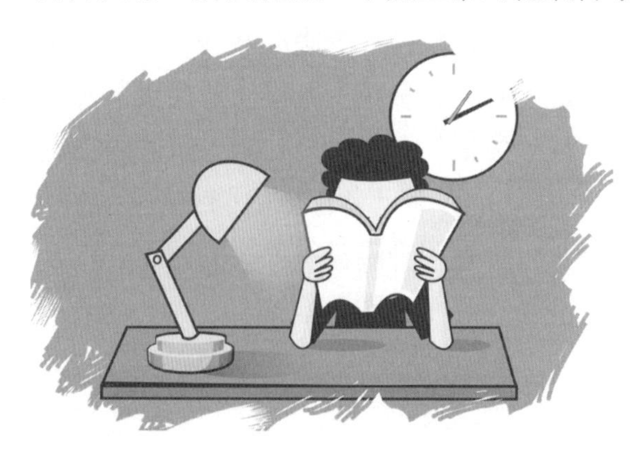

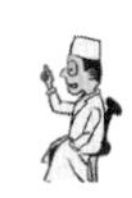

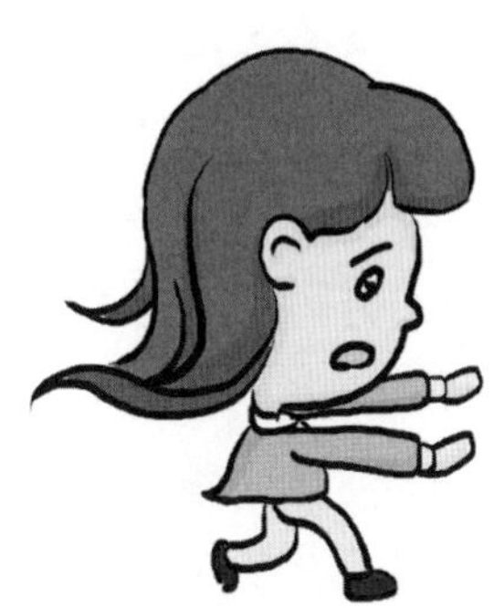

代謝障礙，形成痰濁聚於體內，以致失眠。正如《嚴氏濟生方》曰：「驚憂思慮，氣結成痰，留蓄心包，怔忡驚惕，痰逆嘔心，睡臥不安」。③思慮過度，脾失運化，不能運化水穀精微，氣血生化乏源，營血虧虛，神明失養以致失眠。④心藏神，心主血，肝藏血，脾生血，思慮久久不解，最易耗傷人體陰血，陰血不足，無以制火，虛火妄動體內，則導致不寐。思慮過度導致的失眠多伴有終日不分晝夜的冥思苦想，自己不能控制，對周圍其他事情不感興趣，表情淡漠，悶悶不樂，健忘，神識呆頓，行動遲緩，納呆腹脹，或伴有躁動不安。

⑴思慮過度，氣血兩虛證：症見失眠，多夢易醒，心悸健忘，頭暈目眩，肢倦神疲，飲食無味，面色少華，舌淡苔薄，脈細弱。治以補養心脾，益氣養血；方可用歸脾湯、養心湯、歸芍六君子湯。常用藥物：白朮、當歸、茯苓、茯神、五味子、半夏曲、川芎、肉桂、白芍、炒黃耆、遠志、龍眼肉、炒酸棗仁、柏子仁、人參（或黨參）、木香、炙甘草、生薑、大棗。

⑵陰血不足，虛火擾神證：症見虛煩不眠，心悸盜汗，頭目眩暈，咽乾口燥，脈弦等。治以養血安神，清熱除煩；方可用酸棗仁湯、天王補心丹。常用藥物：炒酸棗仁、茯苓、川芎、知母、黨參、玄參、丹參、桔梗、遠志、五味子、當歸、

天冬、麥冬、柏子仁、生地、甘草。

⑶思慮過度，氣機鬱滯：症見不寐，胸脘痞悶，噯氣不舒，噁心嘔吐，不思飲食，肢體倦怠。治以行氣解鬱，祛濕健脾；方可用香砂六君子湯加減。常用藥物：黨參、茯苓、白朮、陳皮、半夏、砂仁、木香、香附、甘草。

⑷痰氣內蘊，心神不安：症見失眠，多夢，頭暈，乏力，脈濡緩。治以行氣化痰，寧心安神；代表方可用十味溫膽湯。常用藥物：黃耆、當歸、黨參、麥冬、五味子、陳皮、半夏、茯苓、竹茹、炒枳實、石菖蒲、遠志、生地、甘草。

《類證治裁》曰：「有思慮傷脾，脾血虧損，經年不寐，歸芍六君子湯，或益氣安神湯。」

56、悲憂過度導致的失眠怎麼治？

「悲」是一種負面的情緒，和「喜」相對的。悲傷過度多見於多愁善感之人，中醫認為「悲傷肺」，例如林黛玉是家喻戶曉的多愁善感，整天愁眉不展，一個人動不動就哭，經常掉眼淚，結果小小年紀得了肺病，不治身亡。

《素問．舉痛論》曰「悲則氣消」，「悲則心系急，肺布葉舉，而上焦不通，榮衛不散，熱氣在中，故氣消矣。」悲哀太過傷肺，導致肺氣耗傷，氣失鼓動振奮，神氣消沉的病變，臨床可見少氣懶言、短氣胸悶、精神萎靡、意志消沉

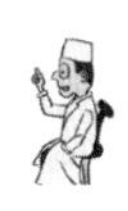

等症。悲不但傷肺，亦會傷到心；過度悲傷，氣機升降失常，使肺氣抑鬱不舒，氣鬱化熱，耗傷人體的元氣，或熱盛灼陰，則出現氣陰兩傷的病理變化。

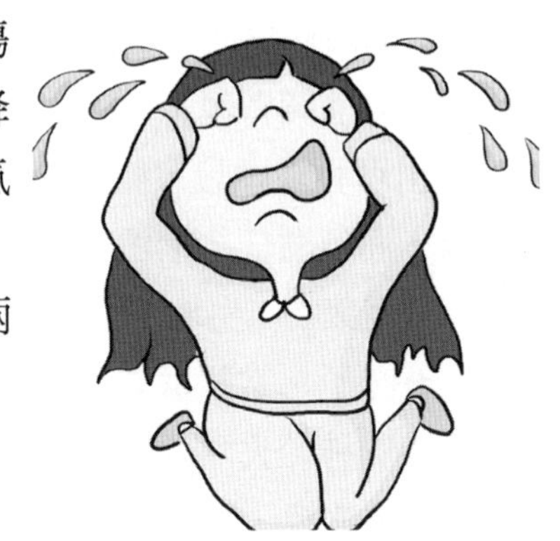

(1)肺氣虛證：失眠，伴有咳嗽無力，痰液清稀，短氣自汗，聲音低怯，時寒時熱，平素易於感冒，面白；治法：補益肺氣，肅肺止咳；常用方劑：補肺湯。常用藥物：人參、黃耆、沙參益氣補肺；熟地、五味子、百合益腎斂肺。自汗較多者，加牡蠣、麻黃根固表斂汗。

(2)肺陰虛證：失眠，伴有乾咳，咽乾口燥，甚或失音，咳血，潮熱，盜汗，面色潮紅。治法：養陰潤肺，生津潤燥。常用方劑：沙參麥冬湯。常用藥物：沙參、麥冬、玉竹滋養肺陰，天花粉、桑葉、甘草清熱潤燥。咳嗽甚者，加百部、款冬花肅肺止咳；咳血，加白及、仙鶴草、小薊涼血止血；潮熱，加地骨皮、銀柴胡、秦艽、鱉甲養陰清熱；盜汗，加五味子、烏梅、癟桃乾斂陰止汗。如氣陰兩虛，可補肺湯、沙參麥冬湯兩方合用，共奏益氣養陰之效。

若影響到心，出現心氣虛證，症見失眠，心悸，氣短，勞則尤甚，神疲體倦，自汗。治以益氣養心，寧心安神；方用七福飲加減。常用藥物：人參、白朮、炙甘草益氣養心；

熟地、當歸滋補陰血；炒酸棗仁、遠志寧心安神。飲食少思，加砂仁、神曲開胃健脾。

若出現心陰虛證，症見心悸，失眠，煩躁，盜汗，或口舌生瘡，面色潮紅。治法：滋陰養心。代表方：天王補心丹加減。常用藥物：生地、玄參、麥冬、天冬養陰清熱；人參、茯苓、五味子、當歸益氣養血；丹參、柏子仁、炒酸棗仁、遠志養心安神。火熱偏盛而見煩躁不安，口舌生瘡者，去當歸、遠志之辛溫，加黃連、川木通、淡竹葉、燈芯草清心泄火，導熱下行。

57、驚恐過度導致的失眠怎麼治？

恐是腎的志，恐指的是恐懼不安，心中害怕，多半是因為經歷過的事情或者是聽說過的害怕的事情，擔心它再發生。比如俗語說「一朝被蛇咬，十年怕井繩」，這就是一種恐懼。驚是指突然發生，來自外界的某種刺激，這種那個刺激是沒有思想準備的，會引起人的疾病變化。比如說「驚弓之鳥」，這指的就是驚嚇。正如《內經》所說：「驚則心無所倚，神無所歸，慮無所定，故氣亂。」

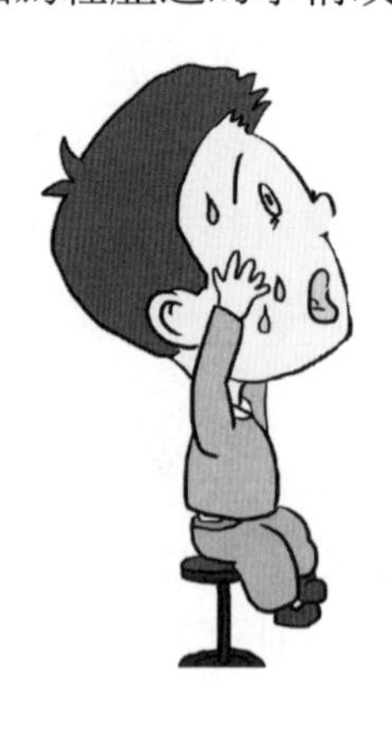

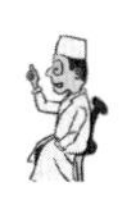

驚和恐有相似之處，驚未必有恐，恐必有驚起。

善驚恐多見於平素心底不寬，生活或工作中謹慎小心、仔細認真之人，或者善思之人，心血不足，也容易產生驚恐。驚恐發生的原因與臟腑氣血功能紊亂有關。心神耗傷，神氣不固，可以發為驚恐；勞倦內傷，腎氣虧虛，精氣耗損，則腎志不強，以致恐懼失眠；肝氣、肝血的不足，肝主魂，肝受驚恐，魂不得歸，可以發生驚恐不寐；膽氣不足或膽受邪氣所擾，或遇到驚嚇，膽主決斷的功能受損，故恐懼失眠；火熱內鬱，擾動神志也可以出現驚恐。

驚恐過度導致的失眠，出現的臨床症狀有心中驚悸，惶惶恐恐如「驚弓之鳥」，心慌意亂，情緒低落，喜悲傷，不能獨臥，噩夢連連；惕惕然無眠，臥起不寧，瞑目欲眠，精神不倚；還可出現胸腹及腰背隱痛，時時眩仆，胸悶短氣，骨萎，滑精，小便失禁。

《內經》云：「恐傷腎」，「恐則氣下」，「恐則精卻，卻則上焦閉，閉則無氣還，無氣還則下焦脹，故氣不行矣。」恐懼過度，損傷腎氣，氣虛下陷，腎關不固，導致二便失禁的病理變化。「驚則氣亂」，突然受驚，導致心氣紊亂，心神失常，可見心悸不安，驚慌失措，目瞪口呆，失眠易驚。

腎氣虛證，失眠伴有神疲乏力，腰膝痠軟，小便頻數而清，白帶清稀，舌質淡，脈弱。治以益氣補腎，方用大補元煎，補益腎氣，適用於腎氣不足之證。常用藥物：人參、山藥、炙甘草益氣固腎；杜仲、山茱萸溫補腎氣；熟地、枸杞子、當歸補養精血。神疲乏力甚者，加黃耆、黃精；尿頻較甚及小便失禁者，加菟絲子、五味子、益智仁補腎固澀；脾失健運而見大便溏薄者，去熟地、當歸，加肉豆蔻、補骨脂、芡實溫補固澀。也可用朱砂安神丸，石英煎《備急千金要方》，「石英煎，主男子女人五勞七傷，消枯羸瘦，風虛痼冷，少氣力，無顏色，不能動作，口苦咽燥，眠中不安，噩夢驚恐，百病方」。若心陽不足，驚恐伴有心悸，自汗，神倦嗜臥，心胸憋悶疼痛，形寒肢冷，面色蒼白，可用桂枝去芍藥加蜀漆牡蠣龍骨救逆湯補益心陽，鎮靜安神。藥用桂枝配甘草復心陽之虛；生薑、大棗補益中焦而調和營衛；蜀漆味苦辛而性寒，滌痰，散火邪；龍骨、牡蠣重鎮潛斂以安定心神。

58、老年性失眠中醫怎麼治？

老年性失眠是指60歲以上的老年人以失眠為主的疾病，是老年人的常見病，長期失眠嚴重影響老年人的生活品質，會加重和誘發老年人的軀體疾病，常伴有情緒、心理的改變。

老年人具有自身的特點，一般來說，老年人的臟腑經絡減退，氣血津液減少，機體內環境紊亂，隨著年齡的增長，各方面的虛象會愈來愈明顯。腎為先天之本，腎中所藏之精氣，是臟腑陰陽之根本，它包括「先天之精」和「後天之精」，腎的精氣有腎陰、腎陽之分，兩者相互為用，是維持

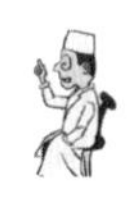

臟腑功能活動的物質基礎和原動力。《素問·上古天真論》：「女子七七，任脈虛，太沖脈衰少，天癸竭，地道不通，……男子八八，天癸竭，精少，腎臟衰，形體皆極」。可見老年人腎中之精漸衰或各種疾病所困，導致腎的陰、陽、精、氣虧損，從而出現腎精不足，腎氣虛，腎陽虛，腎陰虛。腎精不足，臟腑機體得不到腎精滋養而臟腑功能衰退，人體抵抗力下降，精神不振，不寐健忘病證隨之產生；且腎精虧耗，不能生髓沖腦，髓海失養，腦不能發揮「元神之府」的作用，則元神不得守位而失眠。腎氣虛損，人體生理活動的原動力不足，臟腑功能活動得不到腎氣的推動，失於溫養，而致功能衰退，氣虛不能固守，神志散亂而臥寐不安，氣虛易生痰濕之邪，擾動神明，引起不寐。老年人腎精虧虛，陰陽失衡，導致各臟腑陰陽失常，致機體「陰平陽祕」狀態被破壞，故「陽不入陰」之關鍵在於腎。腎陰虧虛，腎水不足，一不能上濟於心而凝聚，使心陽失潛，獨亢於上，以致水火未濟，心腎不交；二不能涵養肝陰，制約肝陽，使虛陽上擾，均為導致失眠。而腎陽不足，化生少火無力，命門元陽不能溫煦，手足逆冷，精神衰憊，腎陽虛，不能與陰爭，入夜陽氣難入於陰，寐則易醒，似睡非睡。

一般來說，腎病以虛證為多，按照「虛者補之」的原則，當以補腎為主。在此基礎上養腦安神，如養血安神、鎮靜安神、清心安神。

(1) 腎精不足證：失眠多伴有形體羸瘦，頭昏健忘，夢遺，耳鳴耳聾，腰腿痠軟，男子精少，女子經閉；治宜填精補髓；方藥以六味地黃丸、左歸丸加減。

(2) 腎陰虧虛證（心腎不交證）：失眠多伴有心煩，入睡困難，心悸多夢，頭暈耳鳴，腰膝痠軟，潮熱盜汗，五心煩熱，咽乾少津，男子遺精，女子月經不調，舌紅少苔，脈細數；治以滋陰降火，交通心腎；方以六味地黃丸和交泰丸加減，心陰不足者，可用天王補心丹以滋陰養血，補心安神。

(3) 腎氣虛弱證：失眠多伴有腰膝痠軟，耳鳴重聽，眩暈健忘，溺有餘瀝，小便頻數或失禁，遺精，女子帶下稀白，面色晄白，氣短乏力，舌質淡胖，有齒印苔薄白，脈細弱；治宜補益腎氣；方以大補元煎加減，腎虛沖氣上逆，臍下悸動，加桂枝、磁石、龍骨。

(4) 腎陽不振證：失眠多伴有腰膝酸冷，尿少，肢體浮腫，或夜尿頻多色清，畏寒肢冷，面色恍白，頭昏耳鳴，陽痿滑精、黎明腹瀉，便溏，舌質胖嫩，苔白潤，脈沉細；治宜溫補腎陽；方以金匱腎氣丸、右歸丸加減。總之，老年人失眠多從腎論治，以虛證為多。

59、考生失眠怎麼治？

考前失眠是考生在參加各種考試期間一種非常普遍的現象，比如基測、學測、考研、考博以及公務員考試等等，失

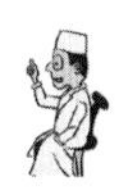

眠會導致注意力不集中，記憶力減退，心慌，精神差，渾身乏力，突發智力意識障礙，智商、情商下降，抵抗力下降等症狀，這些都會影響考生在考試時正常水準的發揮，造成考試成績不理想，因此困擾眾多考生。

考生失眠的常見原因：更換睡眠地方，環境發生改變，短時間內難於適應，緊張感和不適感隨之而來，於是導致睡眠品質差；飲食不當而失眠，考試期間家長們擔心自己的孩子營養跟不上，特意補充各種各樣的快速營養品，超過了人體正常的消化和吸收能力，加重胃腸負擔，出現消化不良、腹脹、腹痛、便祕或腹瀉等症狀，或者睡前飲用令人興奮的濃茶、咖啡、可樂等飲料，從而影響睡眠和考試；心理壓力大，害怕自己考得不理想辜負家長、老師的期望，造成精神緊張，焦慮，以致失眠；考生考前複習用腦過度，神經系統長期處於緊張、興奮、自我激勵的狀態，如果沒有得到適當的放鬆和調整，就會引起焦慮、抑鬱等心理問題，從而影響睡眠。

當睡不著、睡不好的情況每週出現 3 天及以上，且連續出現 3 週以上才叫失眠。由於青少年神經系統的發育特點，他們是很少失眠的一群人，即使失眠，也經常是一過渡性、偶發性的，失眠原因多由學業壓力或是人際關係

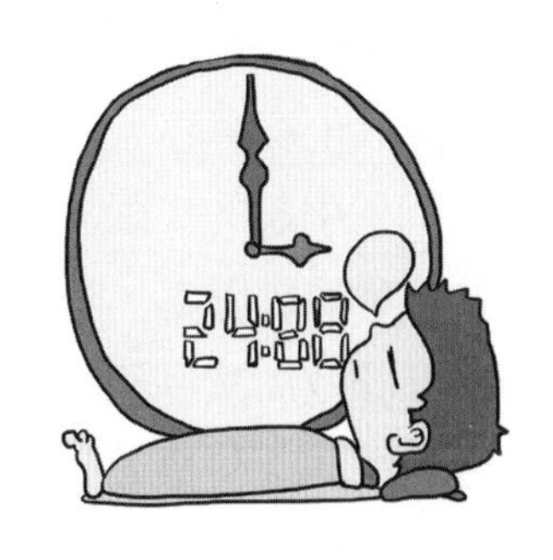

等造成。這種情況下，可以透過調節作息規律，進行適當放鬆鍛鍊等來得到解決。不建議青少年失眠患者透過藥物擺脫困境，因為其中含鎮定成分的藥物往往有較大的副作用，可能造成考生連續幾天精神萎靡不振，反而影響複習和考試。

根據考生失眠的心理情緒的症狀，基本可以分為兩種，一種是焦慮不寧引起的失眠，伴有心煩，神志躁動，肢體躁擾，自覺發熱，頭目昏疼，口乾咽燥；一種是抑鬱引起的失眠，多伴有性格內向，情緒低落，不善言語，憂鬱寡歡，善太息，噯氣不舒，肩背緊痛。

焦慮引起的失眠多從心論治，心火熾盛，邪熱內擾胸膈，煩熱躁動不安，寐多噩夢，面赤目紅，口乾口苦，喜冷飲，口舌糜爛腫痛，小便黃赤灼熱，治以清心瀉火，方用朱砂安神丸、導赤散加減，或梔子豉湯、涼膈散、梔子厚朴湯。常用藥物：黃連、黃芩、大黃、芒硝、連翹、梔子、厚朴、枳實、薄荷葉、朱砂、生地黃、當歸、甘草。心神不安，心悸甚者加珍珠母、龍齒鎮心安神；火熱傷陰者，配伍滋養心陰藥，如炒酸棗仁、柏子仁、麥冬；火熱灼津成痰者，當配溫膽湯以化痰寧心。

抑鬱引起的失眠多從肝論治：①肝氣鬱結，脇肋脹痛，涉及腰背肩胛等處，咽部有異物感，噯氣泛惡，納差，可用柴胡舒肝散加減以疏肝解鬱，理氣和絡。柴胡疏肝解鬱；枳殼行氣消痞；芍藥柔肝斂陰；香附、青皮、陳皮、厚朴理氣寬中；川楝子、鬱金瀉肝通絡。②肝鬱化火，沖逆而上，頭

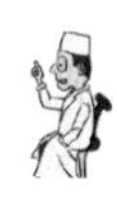

痛眩暈，口乾口苦，急躁易怒，大便乾結，可用龍膽瀉肝湯。龍膽草瀉肝經實火，除下焦濕熱；黃芩、山梔清中上焦火；車前子、澤瀉、甘草清利下焦濕熱。或可用丹梔逍遙散。③肝氣鬱結，化火化痰，口苦，口乾欲冷飲，頭脹，頭痛，可用化肝煎，本方特點是善解肝氣之郁，平氣逆而散鬱火。常用藥物有青皮、陳皮、芍藥、丹皮、炒梔子、澤瀉、土貝母。④肝氣鬱結，橫逆犯胃，脇肋脹痛，脘部滿悶隱痛，納少，噯氣吞酸，嘔吐或嘈雜，吐苦水，可用四逆散合左金丸。柴胡、枳殼、佛手、香附疏肝和胃；青皮、陳皮、厚朴花理氣寬中；芍藥、甘草柔肝養陰；黃連配吳茱萸清肝瀉熱。

60、產後失眠中醫怎麼治？

產後失眠是指產褥期間發生的失眠，在臨床上也不少見，產婦由於分娩時大量出血，產時用力、出汗以致產後亡血傷津，元氣受損，瘀血內阻，形成「多虛多瘀」的特點，加之產婦情志不暢，產後多抑鬱，易出現失眠。

產婦多情緒不穩定，情志不遂，肝氣鬱結，鬱而化火，上擾心神而不寐；氣病及血，氣滯血瘀，或產婦失血過多，血虛致瘀，心失所養，則不寐；或產後失血過多，血虛不養肝，以致魂不守舍，或心失所養，以致失眠；肝氣鬱結，橫逆克犯中焦，加之飲食不當，食滯胃脘，中焦納運不和，脾胃升降失司，脾失運化，內生痰濕，痰濁上擾心竅，則不寐；或肝胃不和，肝脾不調，「胃不和則臥不安」，以致失眠。

(1)氣血俱虛證：症見煩渴燥熱，睡眠不寧，心煩口渴，神疲體倦，食欲不振。

【治法】：補血養血。**【代表方】**：聖癒湯。

【常用藥】：黨參、黃耆、熟地、當歸、白芍、川芎、陳皮、制首烏、柏子仁、夜交藤。

(2)肝鬱血虛證：症見失眠，煩躁易怒，抑鬱不悅，胸脇悶脹疼痛，噯氣泛惡，善太息，惡露不暢，苔薄，脈弦數。

【治法】：疏肝安神。**【代表方】**：逍遙散加減。

【常用藥】：柴胡、炒白芍、當歸、炒白朮、炒酸棗仁、茯苓、茯神、合歡皮、夜交藤、五味子、鬱金。肝鬱化火者，口渴喜冷飲，目赤口苦，小便黃赤，大便祕結，加丹皮、梔子、麥冬、北沙參；手足心熱，加生地；頭暈，加菊花、玄參；惡露不暢者，生蒲黃、益母草。

(3)痰食阻滯證：症見不寐，頭重，痰多胸悶，惡食噯氣，飲食無味，舌質淡，苔膩，脈濡滑。

【治法】：健脾化濕，消食和中。

【代表方】：溫膽湯合半夏秫米湯加減。

【常用藥】：半夏、陳皮、竹茹、枳實、茯苓、茯神、秫米、神曲、炒山楂、萊菔子。

(4)血瘀證：症見失眠，頭痛，胸肋疼痛，呃逆乾嘔，內熱煩悶，心悸，急躁善怒，惡露不暢，可見面、唇色黯，舌

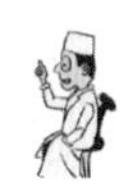

質黯紅，或舌邊有青筋瘀斑，脈弦遲或細澀。

【治法】：活血行瘀，理氣止痛。

【代表方】：血府逐瘀湯加減。常用藥：當歸、生地、牛膝、紅花、桃仁、柴胡、枳殼、赤芍、川穹、桔梗、甘草。

61、更年期引起的失眠中醫怎麼治？

更年期失眠是更年期綜合症的常見症狀之一，一般是指絕經期前後（40 歲～ 60 歲）的女性出現失眠，並伴有心悸，月經紊亂，潮熱汗出，善疑多怒，脾氣暴躁，或憂鬱寡歡，坐臥不寧，頭暈耳鳴，面頰烘熱，腰膝痠軟，面目下肢浮腫等。《素問．上古天真論》曰：「女子……七七任脈虛，太沖脈少，天癸竭，地道不通，故形壞而無子。」該文闡述女子 49 歲左右，沖任二脈功能逐漸減退，腎氣漸衰，天癸將竭，陰陽失調，月經紊亂漸至絕經，生殖能力降低直至消失，這是婦女的正常的生理變化，但由於個體體質差異，生活、環境、社會等因素的影響，難以適應這一階段的過渡，使得陰陽失衡，臟腑氣血失調，因而出現一系列的更年期症狀。

腎為先天之本，元氣之根，藏精，主生殖和生長發育。女子以血為本，陰類也，天癸屬於陰精，天癸漸竭，腎陰虧虛，導致陰虛內熱、陰虛陽亢以及心腎不交，以致失眠。葉天士說：「女子以肝為先天」。肝主藏血，主疏泄，性喜條達。

它的作用在於保持全身氣機的調暢，調節人體精、氣、神、血、津、液的正常運行。肝腎同居下焦，乙癸同源，為子母之臟，腎藏精，肝藏血，精血同源。肝血不足，肝失所養，或情志不遂，肝失疏泄，導致肝氣鬱結，以致失眠；或日久鬱而化火，則肝氣上逆，肝陽上亢，擾動心神，引起失眠。

(1)肝氣鬱結證：症見失眠，多夢，胸悶不舒，常嘆息，煩躁易怒，舌淡紅，苔薄白，脈弦。

【治法】：疏肝解鬱，養血安神。

【代表方】：柴胡疏肝散加減。

【常用藥】：醋柴胡、白芍、川芎、枳殼、青皮、陳皮、香附、鬱金、佛手。可酌加炒酸棗仁、夜交藤、柏子仁、合歡花養血安神。

(2)肝火上炎證：症見失眠多夢，甚則徹夜不眠，急躁易怒，伴頭暈頭脹，目赤耳鳴，口乾苦，不思飲食，便祕溲赤，舌紅苔黃，脈弦數。

【治法】：疏肝瀉火，鎮心安神。

【代表方】：龍膽瀉肝湯加減，或祛痰除火湯。

【常用藥】：柴胡、黃芩、澤瀉、車前子、當歸、生地、半夏、青皮、炒枳殼、竹茹、珍珠母、龍膽草、梔子、夜交藤、生龍骨、生牡蠣、靈磁石。心煩者，加蓮子3克；痰氣交阻，胸悶，加蘇梗、膽南星、天竺黃各9克；失眠頭痛甚者，加礞石30克（先下）。

(3)陰虛內熱證：症見心煩不寐，怔忡心悸，頭暈眼花，

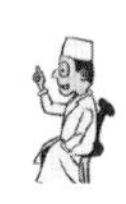

健忘遺精，腰痠神疲，口乾，舌赤少苔，脈沉細數。

【治法】：養肝益腎，清熱安神。

【代表方】：三子養陰湯（黃壽人方）。

【常用藥】：女貞子、沙苑子、枸杞子、大生地黃、川黃連、杭菊花、朱棗仁、朱柏子仁。

⑷陰虛陽亢證：症見心煩不寐，驚悸怔忡，口乾舌燥，頭暈耳鳴，手足煩熱，舌紅苔薄，脈象滑或弦數。

【治法】：滋陰潛陽，清熱寧心，益智安神。

【代表方】：潛陽寧神湯（張琪方）。

【常用藥】：夜交藤、炒酸棗仁、遠志、柏子仁、茯苓、生地黃、玄參、生牡蠣、生代赭石、黃連、生龍骨。

62、運動性失眠怎麼治？

運動性失眠是指因運動訓練而直接引起運動員不能獲得正常睡眠為特徵的一種病理現象，該現象在運動員中普遍存在，它既是運動性疲勞的常見症之一，又是導致運動性疲勞的主要原因，常伴隨運動員精神不振，困倦乏力，反應遲鈍等症狀，從而嚴重影響運動員的訓練品質和運動成績。運動性失眠症狀廣泛存在於不同年齡、不同運動專案、不同運動等級的運動員，但主要發生在 17 ～ 25 歲的運動員高強度的運動訓練中。95% 的運動性失眠屬暫時性生理性失眠，5%

屬持久性心理生理性失眠。前者心理疏導和自我調節就可以，後者需要藥物干預治療。

運動員高強度訓練，精神處於亢奮狀態，使陽氣亢於外，導致夜晚陽盛不能入陰以致失眠，又因過度疲勞，直接累及全身肌肉筋骨，故可見肌肉、筋骨痠痛。運動直接累及全身肌肉，而脾合肌肉，主四肢，長期高強度的運動，導致脾的運化功能障礙，一則脾失運化，生痰生濕，鬱久化火，痰火上擾心神而發病；二則氣血化源不足，營血虧虛，不能濡養心神而發病；三則脾胃不和，飲食停滯於胃，「胃不和則臥不安」。心主血脈，藏神，運動時機體需要足夠的氣血來支援運動系統，如果運動量過大，超過了心氣推動血液在脈中運行的能力，則引起心功能異常。肝主藏血，肝主筋，筋是連接骨、關節和肌肉的結締組織，肝為罷極之本，「罷極」即耐受疲勞的意思，當超負荷運動時，導致肝臟功能的損害，導致肝血虧虛，肝陰不足；又因運動員心理壓力大，引起肝失疏泄，橫逆犯胃，出現肝胃不和，以致失眠。腎藏精，主骨生髓，納氣，運動過量，「勞則耗氣」，導致腎氣的虧損；勞倦太過，腎陰耗傷，出現氣陰兩虛；或腎陰衰於下，不能上奉於心，水火不濟，心火獨亢，心神失交而失眠。

(1)心脾兩虛證：症見失眠，多夢易醒，神疲乏力，氣短懶言，面色淡白，頭暈目眩，不思飲食，心悸不安，舌淡，脈弱等。

【治法】：補益心脾，養血安神。

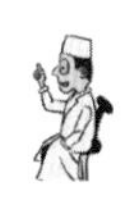

【代表方】：歸脾湯加減。

【常用藥】：人參、白朮、當歸、黃耆、遠志、酸棗仁、茯神、龍眼肉、木香。心血不足較甚者，加熟地、白芍、阿膠以養心血；不寐較重者，加五味子、夜交藤、合歡皮、柏子仁養心安神，或加生龍骨、生牡蠣、琥珀末鎮靜安神。

⑵食積阻滯證：症見失眠多夢，胃脘脹痛，食入脹悶，吞酸噯氣，食欲減退，便多或瀉下不爽，腸鳴矢氣，舌苔黃厚或膩，脈滑或弦等。

【治法】：消導積滯，清利濕熱。

【代表方】：保和丸合枳實導滯丸加減。

【常用藥】：白朮、茯苓、陳皮、半夏、萊菔子、連翹、神曲、枳實、黃芩、黃連、大黃、炒山楂、大黃。

⑶脾胃虛弱證（脾氣虛弱證）：症見失眠，胃脘隱痛，食少腹脹，口淡無味，便溏，神疲，肢體倦怠，舌淡，舌邊有齒印，脈多虛無力。

【治法】：健脾和胃，燥濕化痰。

【代表方】：香砂六君子湯合平胃散加減。

【常用藥】：黨參、白朮、茯苓、炙甘草、木香、香附、砂仁、蒼朮、陳皮、厚朴、半夏。

⑷肝胃不和證：症見失眠，胃脘或脇肋脹痛不舒，噯氣，呃逆，吐酸，苔黃薄，脈弦等。

【治法】：疏肝和胃，燥濕健脾。**【代表方】**：柴平湯。

【常用藥】：柴胡、半夏、黨參、甘草、黃芩、蒼朮、厚朴、陳皮、青皮。若胃脘有壓痛，大便不爽，加乾薑、大黃、焦山楂；若食後胃脹加重，加砂仁、萊菔子。

⑸陰虛火旺證：症見失眠，口乾少津，心悸不安，頭暈耳鳴，腰膝痠軟，五心煩熱，夜尿略多，舌質紅少苔，脈細或沉細。

【治法】：滋腎陰，清心火，安神。

【代表方】：六味地黃丸和交泰丸加減，或黃連阿膠湯。

【常用藥】：熟地，山萸肉，山藥，丹皮，茯苓，澤瀉，杜仲，川斷，牛膝，白芍，川芎，肉桂，黃連，阿膠，黃芩，雞蛋黃。若口乾舌燥加麥冬，玄參，夜交藤，合歡花。

⑹氣陰兩虛證：症見失眠多夢，疲倦乏力，體力恢復慢，心悸氣短，汗多，腰困，脈大，尺脈尤甚。

【治法】：益氣養陰。**【代表方】**：補陰益氣煎。

【常用藥】：生地、山藥、山茱萸、茯苓、澤瀉、丹皮、黨參、甘草、白朮、當歸、陳皮、生黃耆、升麻、柴胡。

⑺心肝血虛證：症見入睡困難，易驚醒，頭暈，筋肉痠痛，容易抽筋，筋骨關節活動疼痛易受傷，女運動員可見痛經，月經量少或閉經，舌略淡，苔白，脈弱細。

【治法】：養血柔肝安神。

【代表方】：養心湯合補肝湯加減。

【常用藥】：人參、黃耆、白朮、當歸、川芎、柏子仁、炒酸棗仁、遠志、茯苓、五味子、肉桂、半夏、熟地、白芍、制首烏、枸杞子、雞血藤、木瓜、甘草。

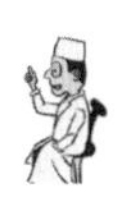

63、頸源性失眠怎麼用中醫治療？

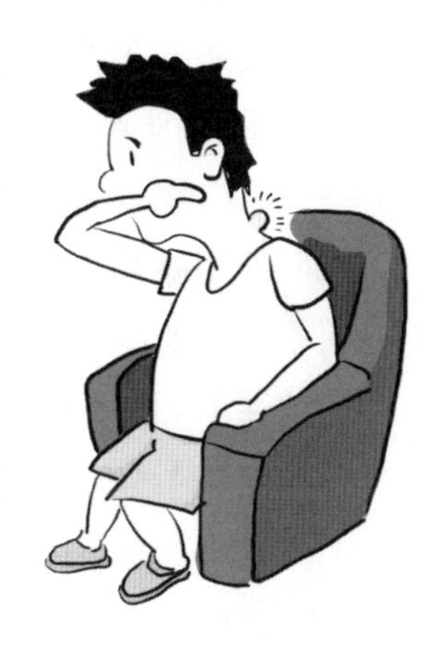

頸椎病是指頸椎間盤退行變性後，椎體間鬆動，椎體緣產生骨贅、椎間盤破裂脫出、韌帶增厚等刺激或壓迫神經根、脊髓或椎動脈而產生的各種症狀和體徵。由頸椎病引起的失眠叫頸源性失眠，主要是由於椎－基底動脈供血造成的。伏案工作者、中老年男性多見，發病前多有慢性頸痛史。

頸源性失眠的病位在於頭竅，與腦、心、肝、脾、腎關係密切。肝乃風木之臟，其性主動主升，若肝腎陰虧，水不涵木，陽獨亢於上，陽不入陰，或肝氣鬱結，肝火上炎，上擾心神，則發為不寐。脾為後天之本，氣血生化之源，若脾胃虛弱，氣血虧虛，心神失養，或脾失健運，濕聚為痰，痰濁上擾，或風陽夾痰，上擾清竅，均可引起失眠。腎主骨，生髓，腦為髓之海，腎精虧虛，髓海失養，心神不寧，亦可發為不寐。久病入絡形成瘀血，阻滯脈絡，氣血不暢，也會引起失眠。

(1)氣陰兩虛，痰濕阻滯證：症見失眠，多夢，眩暈，乏力，脈濡緩。

【治法】：益氣養陰，健脾祛濕。

【代表方】：溫膽湯、生脈散合黃耆當歸湯加減。

【常用藥】：黃耆、當歸、黨參、麥冬、五味子、陳皮、清半夏、茯苓、茯神、竹茹、炒枳實、石菖蒲、炒遠志、生地、炙甘草。失眠較重者，加合歡花30g；手足懋脹，加佛手、絲瓜絡；如口乾，咽乾，眼赤者，加元參15g。

⑵肝氣鬱結證：症見失眠，頭暈，胸脇滿悶，心煩，小便不利，一身盡重，不能轉側，苔白或微黃，脈弦滑。

【治法】：和解泄熱。**【代表方】**：柴胡加龍骨牡蠣湯。

【常用藥】：柴胡、清半夏、茯苓、黃芩、黨參、桂枝、大黃、龍骨、牡蠣、生薑、大棗、甘草。若肝鬱化火，肝火亢盛，加夏枯草、龍膽草等清肝經鬱熱，或加白芍、龜板等柔肝緩急。大黃可易當歸龍薈丸以瀉肝火，清濕熱。

⑶瘀血阻絡證：症見失眠，健忘，頭痛，心悸，精神不振，耳鳴耳聾，面唇紫暗，舌黯有瘀斑，脈澀。

【治法】：祛瘀生新，活血通絡。

【代表方】：通竅活血湯。

【常用藥】：桃仁、紅花、川芎、赤芍、白芷、石菖蒲、當歸、地龍、全蠍。

⑷氣血虧虛證：症見不寐，失眠，心悸，面色　白，倦怠懶言，唇甲不華，納少腹脹，舌質淡，苔薄白，脈細弱。

【治法】：補益氣血，調養心脾。

【代表方】：歸脾湯加減。

【常用藥】：黨參、白朮、黃耆、當歸、熟地、龍眼肉、

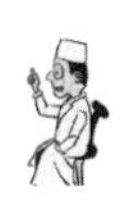

茯苓、炒扁豆、炒遠志、炒酸棗仁、大棗、柏子仁、合歡皮、夜交藤。

64、慢性肝病導致的失眠怎麼治？

慢性肝病或早期肝硬化患者因久病或誤治，引起肝臟功能失調，臨床常見肝血不足，或肝陰虧虛，或肝胃不和，或土壅木鬱，胃失和降等因，導致心失所養，或氣機逆亂，肝陽上亢，擾亂神明，發為頑固性失眠者屢見不鮮。

朱良春老先生根據《內經》「半夏秫米湯」、「降其氣，即所以斂其陽」之理，自擬「半夏枯草煎」。以薑半夏、夏枯草各 12 克，薏苡仁（代秫米）60 克，珍珠母 30 克為基本方。隨證化裁，治療頑固失眠療效滿意，歷年應用於臨床，尤對慢性肝病久治不癒或誤治或久服西藥致長期失眠者療效頗著。加減法：肝血不足，頭暈目眩，肢體麻木，筋脈拘急，加當歸、白芍、丹參、川芎、制何首烏，可加黃耆、黨參、白朮補氣以生血；肝陰虧虛，頭痛，目乾畏光，視物不明，急躁易怒，加山茱萸、制何首烏滋養肝陰，木瓜、甘草酸甘化陰；心陰不足，心悸，煩躁，潮熱盜汗，加柏子仁、麥冬、天冬琥珀末（吞）；心氣虛，心悸，氣短，勞則尤甚，神疲體倦，自汗，加大劑量黨參益氣養心；有痰熱之象，胸悶脘痞，痰多泛惡，加黃連、竹茹；脾腎陽衰，健忘頭暈，肢倦納差，腰膝痠軟，或見夾陽痿加大蜈蚣 2 條，雞血藤 45 克，療效頗佳。手足多汗，或徹夜不寐者，配合腳踏豆麥按摩法治療，方法如下：將紅豆 1.5 公斤，淮小麥 1 公斤一併放在鐵鍋中，小火炒熱，倒入面盆中，囑患者赤腳坐著，左右輪番踩踏豆麥，每晚睡前進行按摩，每次半小時，此豆麥可反覆使用多日，不必更換。腳踏炒熱豆麥法乃取熱灸按摩刺激足底部經絡穴位之理，有疏通全身氣血，溫腎悅脾，暖肝溫胃，寧心利膽，調暢氣機，調理臟腑氣血陰陽之功效。踩後精神舒暢，多能入寐，法簡效宏。慢性肝病患者伴有長期失眠，多有氣血道路不通，氣機升降不利之象。《內經》云：「左右者，陰陽之道路也」，若升降阻滯，陽不入陰則發生不寐。此法溫通全身氣血，重振全身臟腑功能，可增加全身的血流量，乃和仲景「酸棗仁湯」治虛煩不得眠用川芎，活血祛瘀安眠，有異曲同工之妙。

該方藥少力專，配伍精當。半夏味辛，性溫，體滑性燥，能走能散，能燥能潤，燥濕化痰，降逆止嘔，散結消痞，更重要的是燥濕和胃而通陰陽，以治胃氣不和導致的失眠。且半夏劑量對臨床療效舉足輕重，吳鞠通有半夏「一兩降逆，二兩安眠之說」。夏枯草，味辛、苦，性寒，質輕性浮，輕清走氣之品，入肝膽經，有清肝火，散鬱結之效。半夏得陰而生，夏枯草得至陽而長，二藥伍用，調和肝膽，平衡陰陽，交通季節，順應陰陽而治失眠。薏苡仁味甘、淡，性微寒，

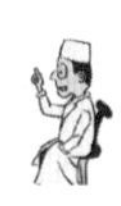

入脾胃肺大腸經，清熱滲濕，利水消腫，祛濕除痺，緩和拘攣；助半夏和胃除痰，胃和則心神安。珍珠母味甘、鹹，性寒，有滋肝陰潛陽、清肝火明目之功。蜈蚣和雞血藤對慢性肝病患者伴有失眠屬脾腎陽虛或夾有陽痿者，有鮮為人知的效果。實驗證明，蜈蚣既能溫壯元陽，善治陽痿，開胃進食，通經絡，解毒散結消腫，又能安眠，尤配合大劑量雞血藤，一可以溫壯腎陽，一可以活血補血，確是一對安眠良藥。

65、治療失眠的傳統中成藥如何選擇？

中成藥又稱成藥，是有別於中藥煎劑的中藥劑型。經我國歷代醫家的不斷實踐研究，中成藥處方精湛，劑型多樣，服用方便，適合家庭保健之用。中成藥的處方來源大多為古代的經驗效方，品質穩定，療效確切。

中醫學治病的核心是「辨證論治」，處方是根據「證」而設立的，安神中成藥的運用也要根據證型而選取。安神中成藥雖對改善失眠症狀有效，但若不辨其證型，隨意亂用，不僅療效差，甚至會加重病情。我們透過瞭解下列中成藥的功效主治，然後根據自己的症狀酌情選用。

(1)柏子養心丸

【組成】：柏子仁（蒸）、黃耆（蜜制）、黨參、當歸、川芎、酸棗仁、五味子（蒸）、朱砂、遠志（制）、茯苓、半夏曲、菖蒲、肉桂、甘草（蜜制）。

【功效】：補血養心，安神定志。

【主治】：心氣不足、心血虧虛而致心神不安之證。症見失眠多夢，健忘，心悸，精神倦怠，頭暈目眩，氣短自汗，舌質淡，脈弱。

【用法】：口服。每次服 1 丸，日服 2 次。本藥不宜久服，忌食辛辣食物。

⑵琥珀多寐丸

【組成】：琥珀、茯苓、遠志（制）、羚羊角、黨參、甘草（炙）、鮮豬血。

【功效】：平肝鎮驚，安神養心。

【主治】：肝陽偏亢，心神失養證，症見入眠困難，或睡眠不實，時寤時寐，甚則徹夜不眠，心煩多夢，頭暈耳鳴。

【用法】：口服。成人每次服 1.5 ～ 3 克，每日 2 次。身體虛弱者慎用。

⑶朱砂安神丸

【組成】：朱砂、黃連、甘草、生地黃、當歸。

【功效】：重鎮清心，滋陰安神。

【主治】：心火亢盛，灼傷陰血，心失所養。症見夜寐難眠而多怪夢，心煩不寧，精神恍惚，心悸健忘，舌苔薄黃，舌質紅，脈細數。

【用法】：口服。成人每次服 1 丸，日服 1~2 次。溫開水或燈芯草送下。本藥不宜多服或久服，兒童尤不宜久用。

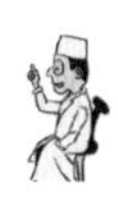

⑷人參歸脾丸

【組成】：人參，白朮（麩炒），茯苓，甘草（蜜炙），黃耆（蜜炙），當歸，木香，遠志（去心甘草炙），龍眼肉，酸棗仁（炒）。

【功效】：健脾養心，益氣補血。

【主治】：心脾兩虛，氣血不足所致的心悸，失眠健忘，食少體倦，面色萎黃及脾不統血所致便血，崩漏，帶下諸症。

【用法】：口服。每次 1 丸，每日 2 次。

66、治療失眠的現代中成藥如何選擇？

現代中成藥是指用現代製藥方法製作的中藥片劑、針劑、膠囊、口服液等。隨著科技的發展和中醫藥學現代化，精選天然名貴藥材，組合治療失眠的優秀方劑，有一大批高科技中醫藥成果在睡眠障礙、失眠治療領域發揮著重要作用。現介紹如下：

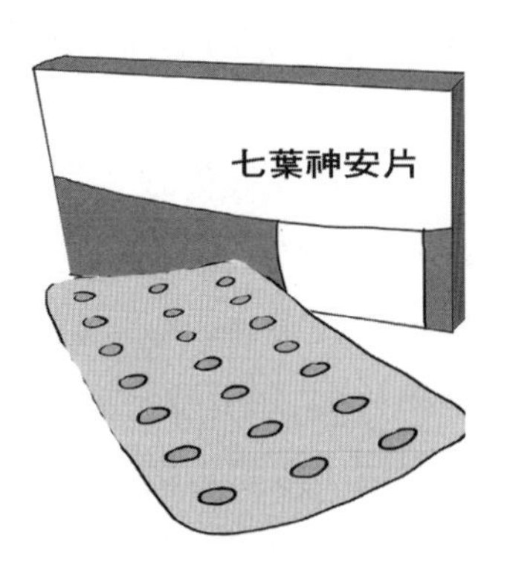

⑴七葉神安片

【組成】：三七葉總皂　。

【功效】：益氣安神，理血活血，抗炎消腫。

【主治】：心氣不足所致的

心悸、失眠、神經衰弱、偏頭痛等。

【用法】：口服，每次50～100毫克，每日3次，飯後服。

⑵靈芝片

【組成】：靈芝。

【功效】：寧心安神，健脾和胃。

【主治】：失眠健忘，身體虛弱，神經衰弱。

【用法】：每次3片，每日3次，口服。

⑶刺五加片

【組成】：刺五加浸膏片。

【功效】：益智，補腎，安神。

【主治】：用於脾腎陽虛而致的失眠多夢等症。

【用法】：口服，片劑，每次5～8片，每日1～3次；沖劑，每次12g，每日2或3次。

67、食療方如何治療失眠？

很多人被失眠、多夢攪得身心疲憊，精神恍惚，健忘眩暈，以致於影響正常的工作和生活。失眠患者經常服用安眠藥，但久服會成癮，還會造成肝腎損害，記憶力減退。有些食物有很好的鎮靜催眠作用，用食物治療失眠安全穩妥，無副作用，效果也較佳，而且口感便於患者接受。失眠者可以根據自己的病情酌情選用。

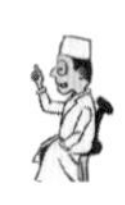

(1)肝鬱氣滯型：失眠多伴有脇肋脹痛，心煩易怒，胸悶常嘆息，噯氣不舒，脈弦等症狀。可用安神解憂花草茶，將合歡花4克、薄荷3克，乾百合花3克、枸杞子3克放入玻璃杯內，用開水沖泡，10分鐘後即可。每日1劑，反覆沖泡。

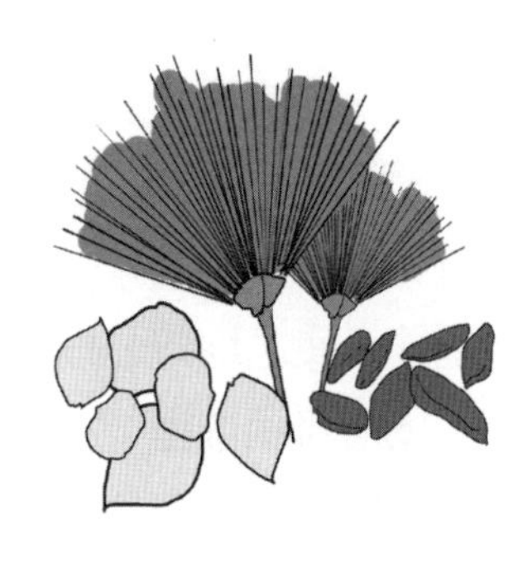

(2)肝鬱化火型：失眠伴有心煩，急躁易怒，不思飲食，口乾口苦，喜冷飲，小便黃，大便祕結，舌紅苔黃等症狀。可用柴胡決明子藥粥，柴胡10克，梔子15克，決明子30克，菊花15克，冰糖10克，粳米100克，將柴胡、梔子、決明子、菊花水煎，去渣取汁，與粳米煮粥，快出鍋時加入冰糖至融化。

(3)痰熱內擾型：失眠伴頭重，痰多胸悶，惡食噯氣，心煩口苦，目眩，便祕，苔膩而黃等症。可用竹瀝藥粥，鮮竹瀝30克，小米50克，先煮米成粥，粥將成時加入竹瀝水攪勻，服食，每日1劑。半夏竹茹飲，竹茹15克，陳皮9克，清半夏15克，遠志12克，白糖15克，竹茹、陳皮、清半夏、遠志水煎，去渣取汁，加入白糖至融化。

(4)陰虛火旺型（心腎不交型）：失眠伴頭暈耳鳴，腰膝痠軟，潮熱盜汗，五心煩熱，咽乾少津，男子遺精，女子月經不調，舌紅少苔，脈細數等症狀。可用燈芯麥冬飲，麥冬

6克，茯苓5克，西洋參3克，燈芯草5克，麥冬、西洋參、茯苓共切薄片，加入燈芯草混勻，每日一劑，當茶飲。竹葉蓮桂羹，新鮮淡竹葉50克，蓮子心20克，肉桂2克，雞蛋1個，竹葉、蓮子心熬水，肉桂研細成粉末，雞蛋黃打散，將竹葉蓮子水（沸水）倒入打散的蛋黃內，即入肉桂粉，不停攪拌，使之均勻，根據個人喜好加白糖或食鹽食用。

⑸心脾兩虛型：失眠伴多夢易醒，心悸健忘，頭暈目眩，肢倦神疲，舌淡苔薄，脈細無力等症狀。可用參龍燉豬心湯，黨參15克，龍眼肉12克，豬心1個，將豬心洗淨切塊，與黨參、龍眼肉同放入燉盅內，水適量，隔水燉熟，調味後服用，每日1劑。酸棗柏子仁粥，先將炒酸棗仁50克，柏子仁15克去盡皮殼雜質，搗爛，再同100克粳米煮粥，待粥煮熟時，再加入少許蜂蜜，然後再稍煮一兩分鐘即可。每日服2次，適用於失眠皆有腸燥便祕的患者。

⑹心虛膽怯型：失眠多伴有觸事易驚，終日惕惕，膽怯心驚。可用人參桂圓酒，野山參5克，桂圓肉200克，高粱酒1000ml，將野山參、桂圓肉浸泡在高粱酒內，加蓋密封，半月後即可早晚各飲用20ml。

⑺心肝血虛型：失眠多伴有心悸怔忡，多夢，眩暈，面色不容，肢麻，經少等症狀。可用白芍棗仁粥，將白芍15克、炒酸棗仁30克加水1500ml，煎至1000ml，去渣，加入粳米100克煮粥，加少量食鹽調味即可服用。

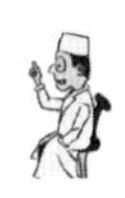

68、如何選擇藥枕提升睡眠品質？

藥枕治療失眠歷史悠久，就是將一些有助於睡眠的藥物經過處理後，裝入枕心中，讓失眠者枕著能睡覺的一種療法。枕芯是枕頭的重要組成部分，它既關係到睡眠，又關係到全身的健康。中醫學認為，人的頭頸處經脈網羅密布，穴位龐雜。藥枕的保健作用在於枕內的中藥的有效成分，借用睡眠時頭部的溫度不斷揮發，透過頭皮的吸收作用透入體內，緩慢持久地刺激經絡和穴位，疏通氣血，調整陰陽，調節臟腑功能；另一途徑為透過呼吸道吸入，經過肺的氣血交換進入體內，從而達到防病治病的效果。此所謂「睡眠伴藥枕，聞香能治病」的道理。

藥枕一般適用於慢性疾病恢復期以及部分外感疾病急性期，不適於創傷、急症、傳染病等，藥枕對輕度失眠效果頗佳，現介紹如下：

(1)菊花枕：為民間常用藥枕之一，以菊花曬乾做枕芯，民間常以九月九日取菊花做枕頭，古人喜用菊枕，取其清熱疏風、平肝明目、清熱解毒等功效，透過所含微量龍腦、樟腦、菊油環酮揮發「藥氣」，刺激頭頸部的經脈和穴位，產生「通關竅，利滯氣」的作用，從而能夠寧心安神。民間作藥枕時，還常加入少量川芎、丹皮、白芷等，這三味中藥有活血行氣，清熱涼血，燥濕止痛，祛風解表，活血散瘀的功效，與菊花合用，有加強藥力之作用。菊花枕可治頭暈眼花，

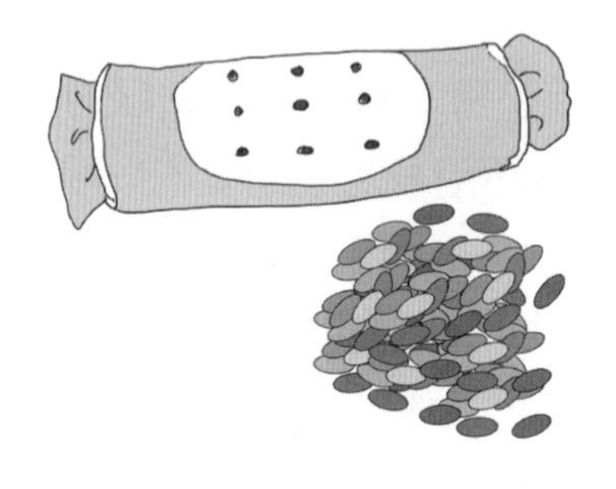

夜晚催人酣睡，翌晨起床神清目明。故民間諺語有云：「菊枕常年置頭下，老來身輕眼不花」。

(2)磁石枕：將磁石鑲嵌到木枕上，具有增強血液循環，促進新陳代謝和鎮靜的作用。磁石能夠鎮驚安神，平肝潛陽，聰耳明目，納氣平喘。本品質重沉降，入心，而有鎮驚安神之功；味鹹入腎，又有益腎之效，能護真陰，鎮浮陽，安心神。故常用治腎虛肝旺，肝火上炎，或驚恐氣亂，神不守舍引起的失眠。

(3)黑豆枕：將黑大豆蒸熟，使豆變色，再用棉布或紗布包裹，裝入枕心，製成藥枕。適用於腎虛失眠患者，伴有多夢，眩暈耳鳴，腰膝痠軟，神倦乏力，舌淡，脈沉虛無力。

(4)菖蒲遠志枕：石菖蒲、炒遠志、合歡皮各400g，側柏葉300g。將上藥烘乾，共研細末，裝入枕心，製成藥枕。本藥枕清熱化痰開竅，交通心腎，解鬱安神。主治痰熱內擾或心腎不交的失眠，多夢。

(5)天麻鉤藤枕：鉤藤、槐花、夏枯草、珍珠母、菊花、桑葉、柿葉各250克。先將珍珠母搗碎，鉤藤、烘乾後製成粗末，再與槐花、夏枯草、菊花、桑葉、柿葉混勻後裝入枕心內，製成藥枕。本藥枕平肝潛陽，清肝火，鎮心安神，適

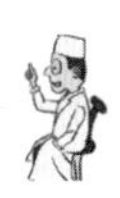

用於肝陽上亢的失眠，多夢，眩暈耳鳴，頭痛，煩躁易怒。

(6)棗仁白芍枕：炒酸棗仁700克、柏子仁500克，當歸、白芍各300克，薄荷100克。將酸棗仁、柏子仁搗碎，當歸、白芍、薄荷烘乾後製成粗末，裝入枕心內，製成藥枕。功效：養心安神，疏肝解鬱。適用於陰血不足引起的失眠，多夢，心悸怔忡，健忘。

藥枕療法能夠調理人體生理平衡，需長期使用，一般每天至少要枕6個小時以上。但一般來說，中藥3個月後就基本失去藥效，長期使用的藥枕容易變形、塌陷，不符合人體頸椎生理曲度的要求，需要及時更換。

69、中藥浴足如何治療失眠？

中醫學認為，失眠是由於外感、七情或內傷勞倦等病因，導致心、腎、肝、膽、脾、胃等臟腑功能失調，心神不安，神不守舍，陰陽不和，不能由動轉靜而致失眠。腳位於人體最下部，離心臟最遠，而負擔最重，俗語說「人之有腳，猶似樹之有根，樹枯根先竭，人老腳先衰」，可見其他的重要性。根據中醫經絡學理論，

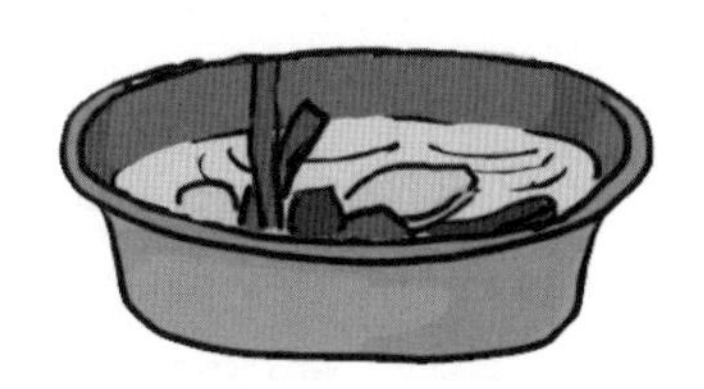

人的五臟六腑在腳上都有對應的穴位、經絡和反射區。人體腳上有 6 條主要的經絡，包括足三陽經（太陽膀胱經、陽明胃經、少陽膽經）的終止點，和足三陰經（太陰脾經、厥陰肝經、少陰腎經）的起始點，雙腳分佈有 66 個穴位，57 個反射區，它們與內外環境相通，連接人體內部經絡。中藥足浴治療失眠主要是透過足浴時藥物的有效成分在適當的溫度下，經過一定時間滲入足部的毛孔，作用於足部神經、穴位、經絡、臟腑反射區，疏通經絡，促進全身血液循環，調節臟腑功能，溝通表裡，交通陰陽，使脈絡調和，內外環境平衡，陰平陽祕，則神安而能寐，對失眠產生上病下治的作用。足浴沒有任何副作用，且此法簡便、經濟、安全、有效。

【方法】：遠志、紅花、當歸、夜交藤、合歡皮、炒酸棗仁、磁石、龍骨各 20g，水煎 2 次，將兩次藥汁放在盆中，待溫度適宜時將雙足浸於藥液中，一般藥液溫度 38℃～42℃，藥液以沒過踝關節為宜，並使雙足在藥液中搓洗，水溫下降時添加熱水，每晚睡前 1 次，每次浸泡 30 分鐘，半個月為 1 個療程。足浴過程中應注意觀察病情，如精神、面色、出汗、心率等情況，可以配合柔和的燈光和舒緩的音樂，放鬆心情。浴足後，平躺在床上，暗示自己從頭部開始放鬆到頸肩部，直至全身，進而慢慢入睡。

本足浴方中夜交藤養心安神、祛風通絡；合歡皮安神解鬱、活血消腫，能使五臟安和，心志歡悅，兩藥相需為用，治療陰血虛之失眠多夢。遠志主入心腎，既能開心氣而寧心

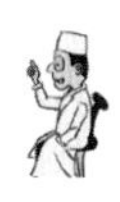

安神，又能通腎氣而強志不忘，為交通心腎，安神定志之佳品。炒酸棗仁味甘，入心、肝經，能養心陰，益心、肝之血而有安神之效。磁石質重沉降，入心，而有鎮驚安神之功；味鹹入腎，又有益腎之效，能護真陰，鎮浮陽，安心神，常用治腎虛肝旺，肝火上炎，擾動心神，或驚恐氣亂，神不守舍所致失眠。龍骨質重，有很好的鎮驚安神之效，為重鎮安神之效，可用治各種神志失常之患。紅花活血通經，祛瘀止痛；當歸補血活血，調經止痛，潤腸；兩者合用，共奏溫經活血，促進氣血運行，幫助入寐。

70、不用藥物如何治療失眠呢？

古代醫籍中記載到，一個過度思慮導致失眠的患者，一個富家的婦人，平時就多思，兩年來都無法入睡，吃了很多的安神藥都沒有效果，她丈夫聽人說張從正治療這類疾病很擅長，於是就請他來給妻子診治。張從正問了起病的原因，把了脈，悄悄對她丈夫說，要治好你妻子的病，還需要你的配合。丈夫問，要我怎麼配合呢？張從正說，我要想辦法使你妻子發怒，你只要照我說得辦就行了。說完，他大聲對婦人說，要五十兩銀子做診金，還要好酒好菜招待我吃上三天，我才能給你治病。說完向患者丈夫使了個眼色，丈夫連聲說好。在接下來幾天裡，張從正只管喝酒吃菜、聊天取樂，絲毫不談論婦人疾病的治療，婦人的丈夫也和張從正一起喝酒聊天，似乎也忘了還有他妻子在等著治療。如此吃喝了三天後，張從正也沒給婦人看病，拿了五十兩的診金就不辭而別了。那婦人看張從正吃喝了三天，不但沒給自己治病，還拿走了五十兩銀子，自己的丈夫好像還一點事都沒有，根本不再提治病的事，不由得勃然大怒，大罵起張從正和自己的丈夫來。罵了一通後她感到疲乏了，竟然沉沉睡去。這一睡就是睡了七八天。婦人的丈夫還有些擔心，但張從正給患者查看過後說，你放心，沒事，病人脈象和緩，讓她自然醒來病就好了。患者醒來後，困擾她兩年之久的失眠症就好了。這時丈夫才告訴妻子，是張從正故意讓她生氣，透過「怒勝思」這種方法來治療她因過思而導致的失眠症。婦人這才連忙向張從正致謝，張從正也笑著說，以後千萬不要過度思慮，否則病情還會反覆，說完囑咐了一些日常注意事項就離去了。

患者因思慮過度傷脾而致氣血失調，陰陽不和，故臥而不得眠，以常法治之無效。張氏以《內經》五行相勝相克之肝木剋脾土之理，以怒激惹之，使氣機通暢，汗隨怒從毛孔而出，汗出是營衛調和，營衛和則寤寐得平，此即「怒勝思」之法。《素問．陰陽應象大論》云：「怒傷肝，悲勝怒；喜傷心，恐勝喜；思傷脾，怒勝思；憂傷肺，喜勝憂；恐傷腎，思勝恐」。《素問．舉痛論》曰：「怒則氣上，喜則氣緩，悲則氣消，恐則氣下……驚則氣亂，思則氣結」。脾主運化，

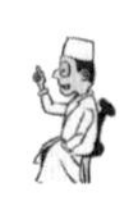

主思，位於中焦，是氣機升降的樞紐，氣血生化之源。根據「思傷脾」的理論，患者平素思慮勞神過度，脾失健運，氣機鬱結，氣血生化無源，導致氣鬱擾動心神，神不安而不寐，且營血虧虛，不能上奉於心而致不寐，多伴有納呆、脘腹脹滿、便溏、心悸、健忘。正如《類證治裁·不寐》說：「思慮傷脾，脾血虧損，經年不寐」。

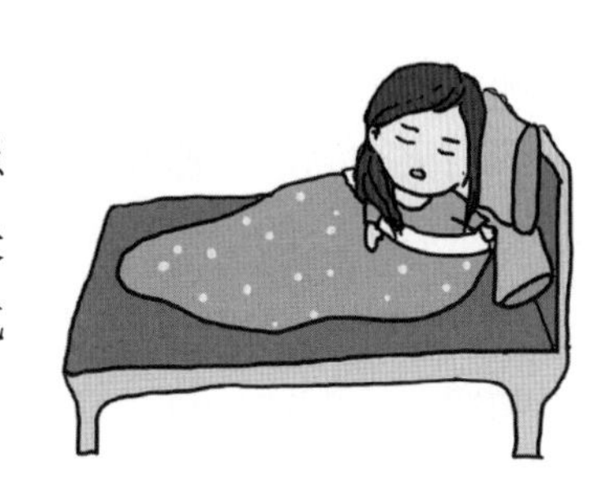

掌握七情致病的原理，對防病保健及臨床診療有著非常重要的意義。根據七情內傷首先影響氣機的理論，治療情志傷，應以調氣為先，理氣開鬱並結合思想開導為主，可收到事半功倍的效果。

71、針灸如何治療失眠？

失眠，中醫稱之為「不寐」、「不得臥」、「目不瞑」等，是一種臨床常見病症，指患者無法入睡或者無法保持睡眠狀態，其臨床表現為入睡困難、睡眠深度或頻度過短、早醒及睡眠時間不足或睡眠品質差、時睡時醒等，且常伴有頭暈、健忘、煩躁、焦慮等並見證，嚴重影響患者的生活品質。

針灸，是針法和灸法的合稱，是中國傳統醫學的重要組成部分。針灸療法的特點是在病人身體的一定部位用針刺入，或用火的溫熱刺激燒灼局部，以達到祛除病邪的目的。針灸療法有廣泛的適應症，可用於內、外、婦、兒、五官等科多種疾病的治療和預防，治療疾病的效果比較迅速和顯著，操作方法簡便易行，醫療費用經濟，而且針灸療法可以不需要吃藥就達到防治疾病的目的，沒有或極少副作用，安全可靠，所以長期以來倍受大眾的歡迎。

經臨床驗證，針灸治療失眠有顯著的療效，能產生快速及持續的效果。針灸治療失眠，主要在於調和陰陽、疏通經絡、扶正祛邪。

《黃帝內經》中說「用針之要，在於知調陰與陽，調陽與陰，精氣乃光，合形於氣，使神內藏」，指明針灸具有調和陰陽的作用。《素問·生氣通天論》中記載：「陰平陽祕，精神乃治，陰陽離決，精氣乃絕。」人體是一個有機整體，正常情況下，人體保持著陰陽的相對平衡，若人體由於內外各種原因的影響而導致陰陽失調便會失眠。針灸治療失眠是在辨證論治的基礎上根據症候的屬性來調節陰陽的偏勝偏衰，從而使機體恢復正常的生理機能。

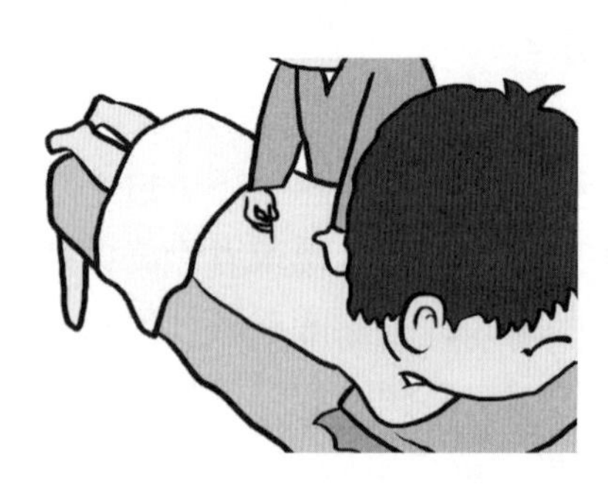

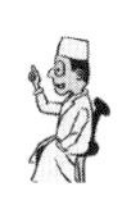

《靈樞海論》云：「夫十二經脈者，內屬於臟腑，外絡肢節。」十二經脈的分布，陽經在四肢之表，屬於六腑；陰經在四肢之裡，屬於五臟。並透過十五絡的聯繫，溝通表裡，組成了氣血循環的通路。若人體氣血失和、臟腑失調，也會導致失眠，透過針灸調節經絡臟腑的氣血平衡，便可以達到治療失眠的目的。

《素問．通評虛實論》中說「邪氣盛則實，精氣奪則虛」。邪正盛衰，是指在疾病過程中，致病邪氣與機體正氣之間的盛衰變化，決定著病機的虛或實，並直接影響著疾病的發展變化及其轉歸。失眠的發生，在一些情況下也是邪氣與正氣相互衝撞的過程，針灸可以扶正祛邪，故而針灸治療失眠有其獨特的療效。

失眠與飲食、情志、勞逸、體虛等因素均有關，各種原因綜合於人體便會導致邪氣擾動心神，心神失於濡養，心神不安，而出現不寐。不寐原因雖多，但終歸是陰陽失調，其病位在於心，與肝、脾、腎密切相關。針灸治療失眠，以經絡循行作為選穴依據，採取調整陰陽、補瀉兼施、辨證加減的原則，臨床上有顯著的療效。

72、針灸治療失眠的辨證選穴方法？

失眠的治則為調和陰陽、寧心安神。針灸治療失眠在臨床上有以針刺四肢腧穴為主的寧心安神法，以針刺督脈經穴為主的調腦安神法，以及以調節陰陽蹺脈為主的調和陰陽法。針灸治療的選穴原則為近部選穴、遠部選穴、辨證選穴，配穴方法可選擇本經配穴、表裡經配穴、前後配穴、上下配穴或左右配穴。針灸治療失眠主穴取百會、神門、內關、三陰交、申脈、照海、安眠。百會可調神、安神、清利頭目；神門為心經之原穴，可以寧心安神；內關為心包經之絡穴，可寧心安神；三陰交為肝脾腎三經交會穴，可益氣養血安神；申脈、照海可調和陰陽；安眠穴為治療失眠的經驗效穴。

失眠的中醫辨證類型包括心脾兩虛型、心膽氣虛型、陰虛火旺型、肝鬱化火型、痰熱內擾型。

心脾兩虛型失眠多由於思慮勞倦損傷心脾或病後體倦、產後失血等原因導致心血不足、心失所養以致心神不寧。臨床表現為多夢易醒，伴心悸、健忘、頭暈目眩、神疲乏力、面色不華，舌淡、苔白，脈細弱。臨床治療加心俞、脾俞，以補益心脾，益氣養血安神。

心膽氣虛型失眠多因心膽素虛或暴受驚嚇從而導致心神不安。臨床表現為心悸膽怯，善驚多恐，夜寐多夢易驚，舌淡、苔薄，脈弦細。治療加心俞、膽俞、丘墟以補心壯膽，安神定志。

陰虛火旺型失眠多因先天不足、素體虛弱，或房室太過，或大病久病之後導致腎陰耗傷不能上濟於心，水火不濟，心火獨亢，從而導致失眠。臨床表現為心煩難以入睡，

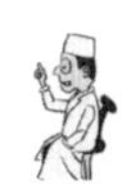

或時睡時醒，手足心煩熱，頭暈耳鳴，心悸，健忘，顴紅潮熱，口乾少津，舌紅、苔少，脈細數。臨床治療加太溪、湧泉以滋陰瀉火，養心安神。

肝鬱化火型失眠多由於情志過極而導致肝氣鬱結，鬱而化火，邪火擾動心神，從而導致心神不安，而致失眠。臨床表現為心煩難以入睡，煩躁易怒，頭暈目眩，胸悶脇痛，面紅目赤，口苦，便祕，舌紅、苔黃，脈弦數。治療加行間、太沖、俠溪以平肝瀉火，養心安神。

痰熱內擾型失眠多是由於飲食不節或思慮勞倦，傷及脾胃，脾失健運不能正常運化水液，從而導致痰濁內生，鬱而化熱，上擾心神，而致失眠。臨床表現為心煩睡眠不安，胸悶脘痞，口苦痰多，頭暈目眩，舌紅、苔黃膩，脈滑數。治療加中脘、豐隆、內庭以清熱化痰、和胃安神。

針灸治療失眠有較好的療效，但在治療前應明確病因，若由其他疾病引起失眠者，應同時治療原發病。行針灸治療前，醫者應對患者的症狀進行詳細的整體分析，經望聞問切各方面診查，綜合患者的各項指標，準確的進行辨證，對症施治方能取得最好的療效。

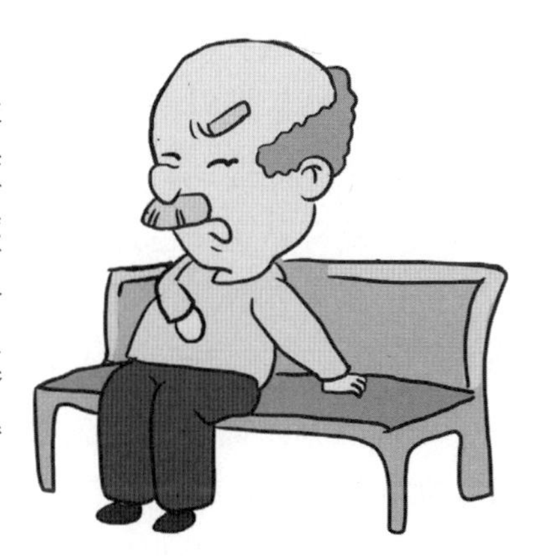

73、毫針療法如何治療失眠？

毫針療法能治療多種類型的失眠，是臨床上最常用的治療失眠的針灸法。《標幽賦》曰:「觀夫九針之法，毫針最微，七星上應，眾穴主持」，毫針針具在長度及直徑上有各種規格，可以滿足臨床治療時的不同需求，同時操作手法也相對容易，所以臨床上將毫針作為治療失眠最常用的針灸工具。

目前毫針針具一般為不鏽鋼材質，醫者在施術前應注意挑選針體圓滑、針尖形如松針、堅韌而富有彈性的針具，並檢查針體有無彎曲，針尖有無帶鉤、太鈍、太銳等，針具必須經過嚴格消毒，施術前患者穴位處需用 75% 的酒精棉球擦拭，同時醫者也需要進行嚴格的手消毒後方能持針操作。一般對失眠患者進行治療時取仰臥位，以便於醫者操作和患者曝露腧穴位置。

一般毫針進針法包括單手進針法、雙手進針法、針管進針法，其中雙手進針法中又包括指切進針法、夾持進針法、舒張進針法、提捏進針法。毫針療法治療失眠時依據所取穴位的部位及特點選擇合適的進針方法，一般四肢及軀幹部位的穴位用單手進針法即可，特殊部位的穴位需選用特別的進針方法，如若需要刺印堂穴則需採用提捏進針法。

毫針治療失眠時還應注意進針的角度和深度。毫針進針角度分為直刺、斜刺、平刺，直刺是指針身與皮膚表面呈 90 角刺入，斜刺是指針身與皮膚表面呈 45 角刺入，平刺是指

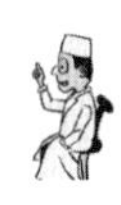

針身與皮膚表面成 15° 或者更小的角度刺入。治療失眠時所取的四肢及軀幹的穴位一般均可直刺，針刺背俞穴時為避免刺到內臟應選擇斜刺或者平刺的方法。進針深度需依據患者的年齡、體質、病情及進針部位而決定，治療失眠時若患者為年老體弱或者病程較短時宜淺刺，若患者為中青年或者形盛體強亦或病程較長者宜深刺，頭面胸腹部的穴位宜淺刺，如治療失眠時所取的百會穴及背俞穴均宜選擇淺刺，而四肢及肌肉豐厚處均可選用深刺法，如三陰交、申脈、照海等穴均可深刺。

毫針療法治療失眠時在進針後可進行提插、撚轉手法待醫者感覺毫針下沉澀緊，患者感覺有痠、麻、脹、痛、觸電樣等感覺時即為得氣，《素問·血氣形志篇》中說「刺之要，氣至而有效」說明針刺是否得氣與針刺的療效密切相關，所以毫針治療失眠時醫者需細細體會每一針下的細微感受，以期每一針都能得氣，從而達到最好的療效。

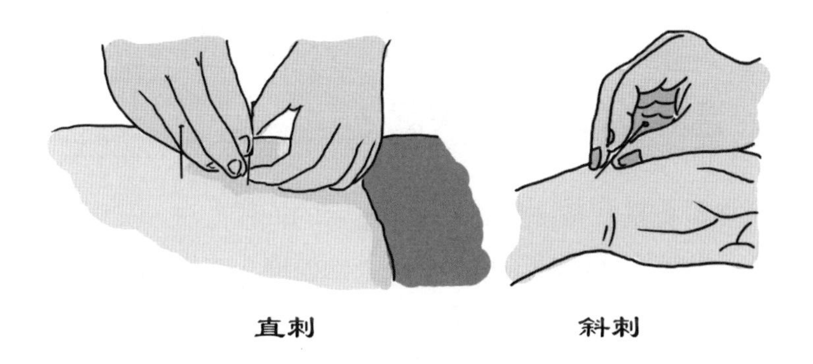

直刺　　斜刺

將毫針刺入腧穴並施行手法後，需留針 20 ～ 30 分鐘，留針的目的是為了加強針刺感應，延長刺激時間，便於繼續行針。

在施行針刺手法或留針達到預定針刺目的後，即可出針，又稱起針，出針時，疾出及疾按針孔為補法，徐出及搖大針孔為瀉法，毫針治療失眠時可根據補瀉的不同需求選擇不同的出針方法。出針後需用消毒棉球按壓針孔片刻，以防出血或針孔疼痛。

毫針療法治療失眠每日治療 1 次，10 次為一個療程。為避免患者產生針刺的耐針性，可在治療 5 次後令患者休息 1 ～ 2 天。

毫針療法治療失眠有很好的療效，醫者在施治的過程中需全神貫注、一絲不苟，以期得到針刺的最好效果，同時應密切觀察患者的神色，隨時詢問患者的感受，一旦患者出現暈針現象，應及早做出處理措施。

74、溫針灸如何治療失眠？

溫針灸是艾灸法與針刺法相結合的一種方法，又稱「針柄灸」。該方法結合了針刺與艾灸兩種療法的作用，適用於既需要針刺留針，又需要艾灸治療的病症。溫針灸法治療失眠時適用於寒性體質的失眠患者，對於風寒濕邪客於經絡，

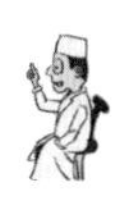

經絡氣血凝滯，病邪病勢固著纏綿的失眠患者在施以針刺治療的同時配合艾灸療法，可以取得很好的療效。

溫針灸治療失眠時取穴百會、雙側內關、雙側足三里、雙側三陰交。百會穴是人體的最高點，為三陽五會之所，即足太陽膀胱經，手少陽三焦經，足少陽膽經，督脈，足厥陰肝經聚會於百會，針刺百會穴可以引陽入陰，令陽氣旺盛，鼓動氣血上榮髓海，可改善腦部血液循環，益氣健腦提神，預防大腦神經血管功能失調，是治療失眠的第一主穴。內關穴屬手厥陰心包經，聯繫三焦，通於任脈，會於陰維，能調和內外，宣上導下，既有益氣養心安神之功，又有鎮靜安神定志之效，是治療失眠的要穴。足三里是足陽明胃經的合穴，是一個滋補強壯穴，可通經活絡、健運脾陽、培土化元、補中益氣、扶正祛邪。三陰交為脾、肝、腎三條陰經的交會穴，善調足三陰經脈，脾主統血，肝藏血行氣，腎藏精，刺激三陰交可養陰益精補髓。諸穴配合進行溫針灸治療失眠，可起到調和陰陽，鎮靜安神，補腦養心的功效。

治療時令患者仰臥，放鬆全身，在穴位處行常規消毒後，取長度在 1.5 寸以上的毫針，醫者對患者施以針刺治療，待針刺得氣後，將針留在適當的深度，在每一個需要艾灸的穴位處均放置

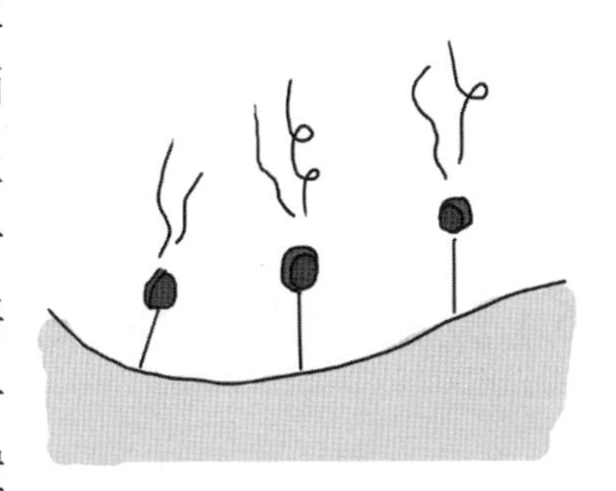

一塊中間帶小孔的小紙板，以防燃燒艾段的灰燼落下燙傷病人，取約 2 公分的艾段，用牙籤扎孔後，插在針尾上，艾段距皮膚的距離應有 2 ～ 3 公分左右，從艾段的下段點燃施灸，使患者有穴內溫熱以及循經傳導的感覺為宜，待艾段燃盡後，除去灰燼，連續施灸 3 ～ 5 壯，在施灸時，醫者應囑咐患者不要隨便移動身體，以防艾火掉落燒傷患者，應隨時觀察有無出現暈針、彎針等現象，同時還要密切關注有無艾火脫落，醫者應隨時詢問患者的感受，若有不適，應及時採取正確的應對措施。施灸完畢後將灰燼除去，取走小紙板，自上而下循序取出毫針，用無菌棉球按壓針孔片刻，以防出血。溫針灸法治療失眠每次治療 30 分鐘，每日治療 1 次，10 天為一個療程。

溫針灸的作用原理是將艾灸產生的熱力，透過針體傳導進入經絡穴位內，令針刺與艾灸同時發揮作用，達到治療的目的，適用於一切虛寒病證。失眠總的病機為陰陽失調、陽不入陰，溫針灸法治療失眠，可以調和陰陽、鎮靜安神、補腦養心。此療法取穴精少，操作簡便，刺激溫和，療效顯著，故在臨床治療中容易受到患者的接受。

75、灸療法如何治療失眠？

灸療法是中醫臨床治療的一種常用手段，是一種內病

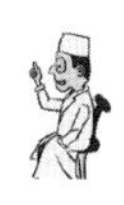

外治的方法，是利用某種易燃材料或藥物，在穴位上燒灼熏烤，借其溫熱刺激作用以及藥物的作用，透過經絡來調節人體生理功能的平衡，從而達到治療疾病的目的。灸療法是藥物和物理的複合作用，在臨床上的適用範圍十分廣泛，可用於內科、外科、婦科、兒科、五官科等疾病。

通常情況下灸療法使用艾葉作為灸治材料，艾葉除具有易燃、易得的特點外，還具有獨特的藥效，其性辛溫，可通經活絡，祛寒除濕，活血除痺，補中益氣，防病保健。《本草綱目》曰：「艾葉，生則微苦太辛，熟則微辛太苦，生溫熟熱，純陽也。可以取太陽真火，可以回垂絕元陽」。在灸治過程中，艾葉在燃燒的過程中其藥性可透過體表穴位處進入人體內，同時艾葉燃燒時所產生的氣體中也含有藥性，透過呼吸道進入機體，可以扶正祛邪、通經活絡、醒腦安神。灸療時產生的熱力可以激發和調節經絡功能，強化經絡傳導和輸布血氣的作用，提高機體免疫力，改善體質，令機體恢復正常的生理狀態，因而在臨床上治療失眠有較好的療效。

灸療法適用於各種類型的失眠。治療失眠時一般選用純艾條，採用懸起灸的方法。懸起灸分為溫和灸、雀啄灸、迴旋灸三種方法。溫和灸的具體操作方法為：將純艾條的一端點燃，在距離施灸穴位大約 2 ～ 3 公分的部位進行熏烤，隨時詢問患者的感受，以患者局部有溫熱感而無燒灼痛為宜，灸至皮膚稍有紅暈為度；雀啄灸的具體操作方法為：將純艾條一端點燃後，距離皮膚大約 2 ～ 3 公分，對準施灸部位，

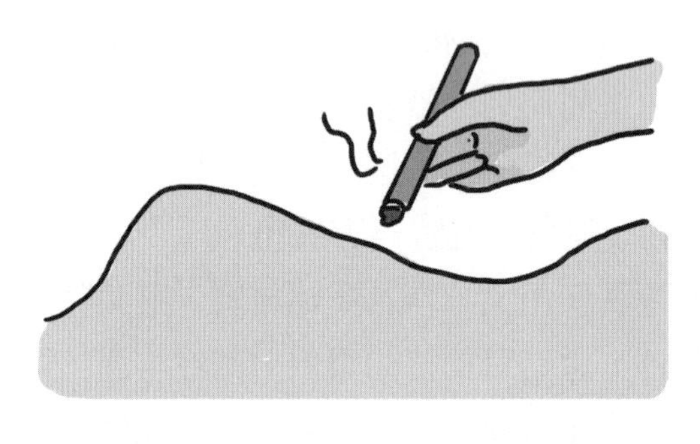

如鳥雀啄食般一上一下移動；迴旋灸的具體操作方法為：將純艾條一端點燃後，距離皮膚約 2 ～ 3 公分，對準施灸部位來迴旋轉移動。治療失眠時可選擇任意一種溫和灸的方法，也可三種方法交替使用。

灸療法治療失眠時取穴百會、雙側太陽、雙側神門、雙側足三里、雙側列缺、雙側養老、雙側三陰交、雙側心俞。施灸時應先灸左側，後灸右側，先陽後陰，即先灸屬於陽的部位，如治療失眠時應先灸百會，後灸屬於陰的部位，治療失眠時應在最後灸三陰交穴，先上後下，即先灸身體上部的穴位，後灸下部的穴位，同時，在施灸前還應該依據患者的具體情況，確定灸療需用補法還是瀉法，《靈樞經》中記載「艾柱點燃置穴後，不吹其火，待其徐徐燃儘自滅，為補法；而用口吹旺其火，促其燃快，火力較猛，快燃快滅，是為瀉法」。每穴灸 5 分鐘，每日治療 1 次，10 天為一個療程。

灸療法操作簡便易行，價格低廉，作用獨特，無藥物的副作用，內病外治，與針灸相比可以免受針刺的痛苦，對於一些害怕針刺的失眠患者，灸療法無疑是一種很好的方法，

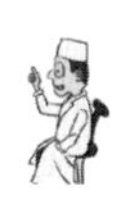

但在使用灸療法前需對患者進行詳細的辨證，在患者體質和證型都適合使用灸療法的情況下再對患者進行治療。

76、頭針法如何治療失眠？

頭針療法是在傳統中醫學理論的基礎上，結合現代醫學，針刺大腦皮層功能定位相對應的頭皮區域來治病的一種方法。《靈樞・邪氣臟腑病形》曰：「諸陽之會，皆在於面」，指出人體全身的清陽之氣都會上注頭面部，諸陽經的經氣均會聚於頭，頭面為人身之首，周身陰陽經絡之氣血均上行而灌注於頭面部，十二經脈、奇經八脈、十二經筋、十二皮部、十五絡脈在頭面部均有其所對應的循行部位。頭部的腧穴具有調節陰陽、氣血、臟腑功能的作用。

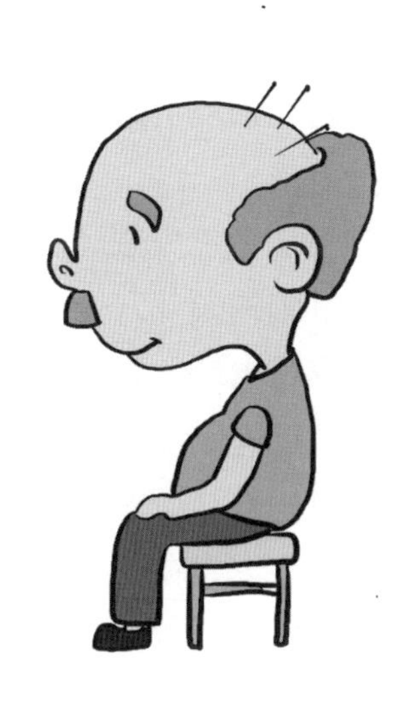

頭針法治療失眠時常用的方法有以下三種：頭針叢刺、頭七針、額五針。頭針叢刺法取穴神庭、雙側曲差、雙側眉沖、雙側頭臨泣、及上述四穴直上一寸處，其中神庭穴可清利頭目、寧心安神，曲差可將膀胱經之氣血輸送至頭部，眉

沖穴可使膀胱經氣血向上沖行於頭部，頭臨泣可升清降濁，醒腦安神。頭七針法取穴上星、囟會、前頂、雙側本神、雙側正營，其中上星、囟會、前頂屬督脈，可醒腦開竅、安神潛陽，本神、正營為膽經與陽維脈的交會穴，可寧神定志、活血化瘀。額五針取穴方法為：在位於前髮際後 1 ～ 2 寸處，取前後徑 1 寸，左右寬 5 寸的橫向帶狀區域，相當於大腦皮質額前區在頭皮上的投影，一般均勻間隔刺五針，故稱之為額五針。

頭針法治療失眠時的具體操作方法為：明確診斷後，選定需要針刺的頭部穴位，令患者取坐位或臥位，局部常規消毒後，選用 1.5 ～ 3 寸的毫針，針尖與頭皮呈約 30° 角進針，針尖部位抵達頭部帽狀腱膜下層時，醫者可感到針下阻力減小，而後使針身與頭皮平行，繼續撚轉進針，可根據實際情況刺入 0.5 ～ 3 寸。進針後每隔 10 分鐘左右行針一次，一般採用撚轉法行針，以加強針感，撚轉速度約為每分鐘 200 次，留針約 30 分鐘後起針，起針時應注意手持針柄輕輕撚動針身，在針下無緊澀感時快速抽拔出針，由於頭皮部毛細血管分布比較豐富，故出針後應在每個穴位處用消毒棉簽按壓針孔片刻，以防出血。

頭針法治療失眠時應首先注意嚴格消毒，因頭部毛髮較多，易感染，其次，因頭針刺激量較強，且刺激時間長，故在頭針治療的過程中，醫者應密切觀察患者的反應，若發生暈針應及時採取措施。

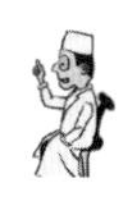

《素問·脈要精微論》中曰：「頭為精明之府」，指出頭為諸陽之會，手足六陽經之氣血皆上注於頭面，六陰經中的手少陰心經與足厥陰肝經直接循行於頭面部，所有陰經的經別和陽經相會後也上注於頭面部。頭針療法具有疏通經絡、促進血液循環、改善神經調節功能、調節神經肌肉興奮性的作用，臨床上能治療各種類型的失眠。頭部針刺無任何危險性，因而不失為一種既安全又有效的治療方法。

77、耳針如何治療失眠？

耳針法是指在耳穴上針刺、貼敷王不留行籽、埋針等來治療疾病的方法，是臨床治療失眠的常用方法。

耳與整個機體都有著密切的關係，《素問·金匱真言論》曰「南方赤色，入通於心，開竅於耳，藏精於心」說明耳與臟腑器官有著密切的聯繫，人體的每一個臟器在耳部都有相對應的反應區，耳穴在耳廓上的分佈就如同一個倒置的嬰兒，頭部向下，臂部向上，通常頭面部相對應的穴位在耳垂，與上肢相對應的穴位在耳舟，與內臟相對應的穴位在耳甲艇或耳甲腔。耳穴的確定是傳統醫學與現代醫學相結合的結晶，因此耳穴的命名大多有現代醫學的意義。在人體發生疾病時，通常都會在耳部相應的穴位出現陽性反應點，對臨床上某些疾病的診斷具有一定的參考意義。

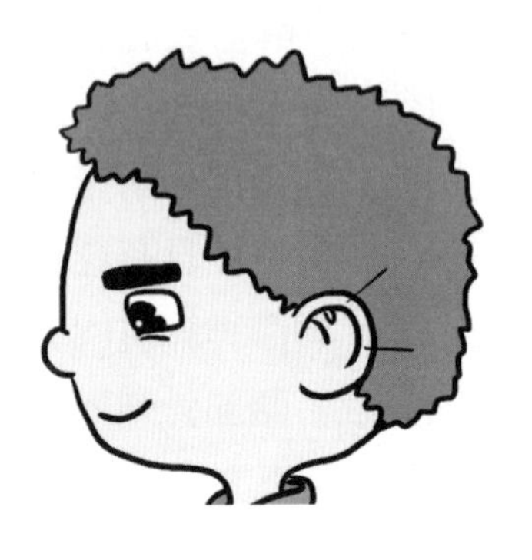

耳針療法治療失眠時常選用的耳穴有：心點、腎點、神門點、皮質下點、枕點、腦幹點、腦點、內分泌點、交感點。其中心點有寧心安神、調和營衛、清瀉心火的作用，腎點可安神益智、填精壯腎，神門點可鎮靜安神，皮質下點可安神定志、調節氣機，枕點可鎮靜安神，腦幹點可鎮靜熄風利腦，腦點可健腦安神、補精益髓，內分泌點可安神利腦、調節氣機、強壯正氣，交感點可安神健腦、和暢氣血。耳針治療失眠通常每次治療時選用以上穴位中的 2 ～ 3 個，每個耳穴的治療次數以 5 ～ 10 次為宜。

耳針治療失眠時常用的方法有貼敷王不留行籽法、埋針法、針刺法。王不留行籽具有行血通經的作用，貼敷王不留行籽具體的操作方法是在對耳穴進行常規消毒後，將王不留行籽置於耳穴上，然後用膠布固定，患者需經常自我按壓以刺激穴位，加強療效，每 2 天更換一次；埋針法使用皮內針，在耳穴處行常規消毒後將針刺入耳穴內，然後用膠布固定，可埋 5 ～ 20 天，夏季天氣炎熱時為避免感染留針時間不宜過久，埋針後令病人每日按壓數次以加強刺激；針刺法是使用毫針在耳穴處行常規消毒之後，快速將毫針刺入耳穴約 0.3 公釐深，刺至軟骨組織，以不刺穿對側皮膚為度，留針 30

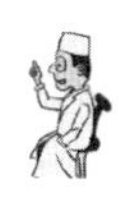

分鐘左右，每日針刺 1 次，10 次為 1 療程。

耳針治療失眠時應注意每次治療前要對耳穴進行嚴格消毒，因耳廓血管表淺，皮膚較薄，皮下組織較少，血液循環差，如消毒不嚴，極易發生感染，耳廓感染後較難痊癒，故應嚴格消毒，嚴防耳廓化膿性骨膜炎的形成。同時在使用耳針治療時應避免刺激外傷或凍傷後的炎症部位，以防炎性物質擴散。對於老年失眠患者或者患有動脈硬化的失眠患者，在使用耳針法治療時應注意進針手法宜輕，刺激量不宜過大，留針時間不宜過長，以防意外發生。

耳針療法具有療效迅速，操作簡便，副作用少等優點，是臨床治療失眠的常用方法。

78、穴位貼敷法如何治療失眠？

穴位貼敷療法是指將藥物貼敷於穴位處，結合藥物與腧穴的雙重作用而治療疾病的一種方法。《理瀹駢文》中說：「病之所在，各有其位，各有其名，各有其形……按其位，循其名，核其形，就病以治病，皮膚隔而毛竅通，不見臟腑恰直達臟腑也。」貼敷療法能夠使藥物成分直接透過腧穴進入經脈，攝入體內，融化於津液之中，可達到排毒驅邪、扶正通營、調和陰陽的作用。

穴位貼敷法是一種外治法，其治療疾病的理、法、方、藥均與內治法相一致，僅是在給藥途徑上有所不同，如清代醫家吳師機所說「外治之理，即內治之理，外治之藥，亦即內治之藥，所異者法耳」。

穴位貼敷療法治療失眠療效獨特，透過使用適當的藥物外敷於相關的穴位處，可調節陰陽氣血，調理臟腑功能，恢復大腦皮質的正常調節功能，從而達到改善睡眠的目的。

穴位貼敷療法治療失眠時所選用的藥物可根據患者的病情辨證論治後按照藥物的性味、歸經及作用辨證選藥，常用朱砂、磁石、肉桂等藥物，將藥物曬乾或烘乾，打粉之後，用食醋或生薑汁、清水等溶劑調成糊狀或膏狀，貼敷於所選穴位處。

穴位貼敷療法治療失眠一般選湧泉、神闕二穴，湧泉穴是足少陰腎經之井穴，有寧神醒腦、補腎益精、調理肝氣、保健益壽的作用，神闕穴是任脈經穴，有溫補元陽、健運脾胃、復甦固脫之功效。治療方法為在每日入睡前取適量已製成膏劑的藥物置於穴位處，用紗布覆蓋然後用膠布固定，次日晨起去掉，每晚一次，10 次為 1 個療程。

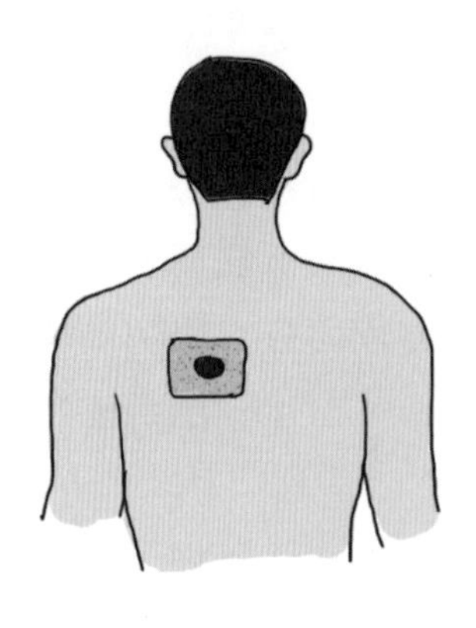

應用穴位貼敷療法治療失眠時貼敷的穴位處要進行嚴格消毒，以免感染，每穴貼敷所使用的藥量不宜過大，

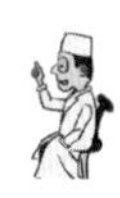

貼敷面積不宜過大，貼敷時間不宜過久，若貼敷部位的皮膚有破損或伴有其他重病者，則不宜採用貼敷療法，同時還應注意一些刺激性較大的藥物會對皮膚有一定的刺激作用，可引起皮膚紅腫、發癢、起泡等不良反應，某些患者在敷藥後會產生皮膚過敏反應，有些患者對膠布也會產生過敏反應，臨床上遇到這些情況時都應及時處理，撤掉敷料。

穴位貼敷法治療失眠時透過藥物對穴位的刺激，疏通經絡、調和氣血、鎮靜安神、養血寧心、滋補肝腎、清心除煩，透過藥物對經絡穴位的刺激可以起到「內屬於臟腑，外絡於肢節，溝通表裡，貫通上下」的作用。此法以中醫學的整體觀念和辨證論治為指導，可以避免某些藥物內服時可能產生的不良反應，外敷藥物透過經絡的傳導作用來補虛瀉實，促進陰陽平衡，增強機體抗病能力，有助於改善失眠。

穴位貼敷療法不良反應較少，操作簡便，能使藥物持續刺激穴位，無痛苦，安全有效，價格低廉，易於被患者接受，是一種治療失眠的理想方法。

79、拔罐法如何治療失眠？

拔罐法，又稱拔火罐，是以罐為工具，透過投火、閃火、抽氣等方法，使罐體內產生負壓，將罐吸附在所選穴位處，造成被拔部位充血以刺激穴位調節臟腑功能從而治療疾病的一種方法。

拔罐法能吸拔經絡中的風寒濕邪，使其外出於體表，達到通經活絡、散寒祛濕、行氣活血的效果，適用於各種類型的失眠。拔罐法是一種古老的治療方法，早期人民使用獸角作為拔罐的器具，故拔罐法又稱角法，後來隨著生產的進步，陸續出現了陶罐、竹罐、玻璃罐、塑膠罐等材質的拔罐器具，現在最常用的器具為玻璃罐。拔罐方法有投火法、閃火法、抽氣法等，目前臨床上最常用的拔罐法為閃火法。

拔罐法治療失眠時選穴心俞、腎俞、脾俞、三陰交、足三里、內關。其中心俞、腎俞、脾俞位於背部豎脊肌處，背部面積較大、肌肉比較豐厚，適宜於用拔罐療法，取心俞、腎俞、脾俞可調理氣機、調和陰陽、寧心安神、填精益髓，三陰交可培補肝腎、活血調經、益氣健脾，足三里可培元扶正，內關穴可寧心安神。諸穴配合共奏養心安神之效，對治療失眠有很好的療效。

閃火拔罐法治療失眠時具體操作方法如下：令患者取合適的體位，一般取俯臥位，若患者有心臟疾病或有嚴重哮喘，則需令患者取側臥位，醫者首先需根據要施術的部位選擇好合適大小的玻璃罐，拔罐法治療失眠時，心俞、腎俞、脾俞選用 5 號罐，三陰

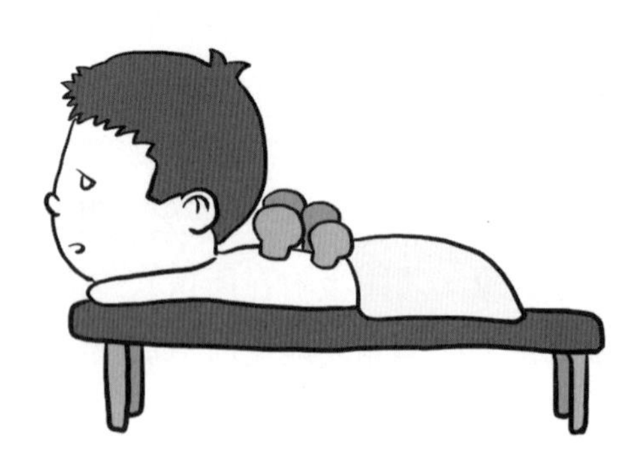

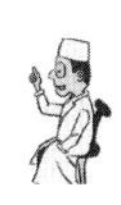

交、足三里選用 2 號罐、內關選用 1 號罐，然後用鑷子夾一個沾過 95% 酒精的棉球，用打火機將棉球點燃，使火在罐內繞 1 ～ 3 圈後將火取出，迅速將罐扣在應拔的部位，留罐 10 ～ 15 分鐘，然後將罐取下。

拔罐法在操作的過程中要穩、準、快，醫者必須細心謹慎，拔罐的每個環節都應該多注意，拔罐前要對每一個火罐都進行詳細的檢查，看罐口是否光滑、有無裂痕，以防劃傷皮膚或者漏氣，拔罐時需注意切勿將罐口燒熱以防燙傷皮膚，留罐過程中要隨時檢查火罐的吸附情況，並隨時詢問患者的感受，若患者有不適感，應及時起罐，留罐時間應根據病人的病情及病人的身體狀況來決定，一般情況下可留罐 15 分鐘，若病人患有糖尿病或者皮膚比較脆弱，則必須將留罐時間控制在 10 分鐘之內，因糖尿病患者常併發有皮膚病變，留罐時間過長容易起水泡，且糖尿病人一旦有皮膚損傷後恢復較慢，容易感染，所以在用拔罐法治療失眠時若遇到糖尿病患者應格外注意。拔罐後若在拔罐部位出現小水泡則無需處理，令其自然吸收即可，但若由於留罐時間過長，出現了大水泡，則需用無菌注射器將水泡內的液體抽出，再塗以甲紫，並用無菌紗布覆蓋以防感染。

拔罐法是針灸治療中的一種重要方法，拔罐法治療失眠結合了火罐的負壓作用、溫熱作用以及調節作用，從而達到行氣活血、調和陰陽、養心安神的作用。拔罐法操作簡便，方便易行，是治療失眠的常用方法。

80、穴位埋線法如何治療失眠？

穴位埋線法是將特異的線植入機體的穴位內，以激發經絡氣血、協調機體功能、防病治病的一種方法。埋線法是以中醫學的整體觀念和辨證論治為指導，以臟腑、經絡、氣血等理論為基礎，結合經穴、線、針刺作用，將傳統針灸療法同現代組織療法融為一體，達到防治疾病的目的。

穴位埋線療法常使用羊腸線作為埋入穴位的線體，羊腸線是一種異體蛋白，埋入穴位內後，可誘導人體產生變化，導致過敏反應，使淋巴組織結合抗體、巨噬細胞來破壞、分解、液化羊腸線，使之分解為對肽、氨基酸等物質，羊腸線在體內在消化吸收的過程即是對穴位進行生理及生物化學刺激的過程，透過經絡的作用，不斷的溝通和加強氣血運行，促進臟腑功能活動，維繫機體內外的平衡與統一，一般情況下羊腸線在體內吸收需要大約 15 天的時間，因此可持續的刺激穴位。

穴位埋線法治療失眠所的選穴原則及治療原理同針刺療法，但在進行穴位埋線療法時一般應避免在四肢末端及頭面部等肌肉淺薄處埋線，因羊腸線長度一般在 1.5 ～ 2 公分之間，四肢末端和頭面部由於肌肉較少，所以埋線有一定的困難性。在對病人病情進行整體分析後選擇合適的穴位進行治療。治療時令患者取合適的體位，醫者將需要埋線的穴位處進行嚴格消毒，然後進行局部痲醉，將長約 1.5 公分的羊腸

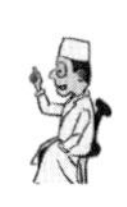

線裝入埋線針內，從局麻穴位處迅速刺入穴內，並依據所選穴位處的肌肉深淺來確定進針的角度和深度，待得氣後將羊腸線埋入穴位，用膠布固定 2 ～ 3 天，留針 15 天。穴位埋線療法治療失眠時每 15 天治療一次，3 次為一個療程。

穴位埋線療法可以治療各種類型的失眠，在整個治療過程中包含了穴位封閉療法、針刺療法、刺血療法等方法，同時還包含了埋線效應及埋線後作用效應，集中和整合了多種方法和效應，形成了獨特的治療效果。

穴位埋線法治療時由於需要使用埋線針，因此創口要比針刺療法大，因此在施術前應向病人詳細介紹埋線療法的治療特點及注意事項，施術前醫者要進行嚴格的手消毒，患者需要埋線的穴位處也應進行嚴格消毒，醫者應具有較高的專業素養，對每個需埋線的穴位的解剖結構有詳盡的瞭解，若某些穴位下方有大的血管和神經，則在這些穴位處埋線時應避免深刺，以防傷及神經及血管。

穴位埋線療法採用現代醫療技術和傳統經絡學說相結合，以達到調節經絡、長期刺激穴位、治療疾病的目的，具有效果明顯、價格低廉、操作簡便的優點，穴位埋線療法治療失眠在每次治療後羊腸線可對穴位進行持續刺激，刺激效果可長達 15 天甚至更長，從而彌補了針刺時間短，療效難鞏固的缺點，對於一些工作繁忙沒時間經常上醫院就診的患者來說無疑是一種很好的治療方法。

81、刮痧療法如何治療失眠？

刮痧療法起源於舊石器時代，古代人民在患病時本能的用手或石片撫摸捶擊體表的某些部位，有時竟能意外的使疾病得到緩解，這便是刮痧的雛形。早在元明時代的古籍中就有對刮痧療法的詳細記載，《痧脹玉衡》中說：「刮痧法，背脊頸骨上下，又胸前脇肋兩背肩臂痧，用銅錢蘸香油刮之，或用刮舌鉋子腳蘸香油刮之。」對刮痧的具體操作方法進行了詳盡的描述。現在刮痧療法已經發展為中醫臨床治療的一個重要組成部分，刮痧療法是以中醫皮部理論為基礎，利用器具在患者皮膚相關部位進行刮拭，以達到疏通經絡、活血行氣的目的。

刮痧療法治療過程中由於刮拭對經絡的刺激作用激發經氣，從而使氣機通暢、氣血陰陽平衡，恢復臟腑功能。刮拭後造成刮拭部位毛細血管破裂，血液滲出脈外，從而形成「痧」，可排除體內毒素、促進新陳代謝，痧是含有大量代謝產物的血液滲出後在皮膚和肌肉間形成的小血點，可改變局部經脈的瘀滯狀況，使氣血通暢，激發和調劑臟腑的功能活動，刮拭後形成的痧成為存在於皮膚和肌肉間的異物，這些異物會被淋巴細胞和血液中的吞噬細胞分解吸收，這一過程是機體組織修復的過程，因此刮痧療法還可提高機體的免疫功能，從而達到治療疾病的目的。

刮痧療法對人體的神經系統也有一定的調節作用，可減

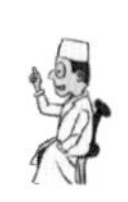

輕神經緊張，分散中樞神經興奮性，活血行氣、和營通絡、調整陰陽、養心安神、定志除煩，為臨床治療失眠的常用方法。

刮痧療法治療失眠時一般刮督脈、足少陽膽經，根據患者失眠的類型進行隨證加減，可加刮手厥陰心包經、足少陰腎經和足太陽膀胱經。刮督脈時由百會穴處向後經風府穴、大椎穴直至身柱穴，刮足少陽膽經時由風池穴處刮至肩井穴處，刮手厥陰心包經時由曲澤穴處沿前臂前側正中向下，經內關穴刮至勞宮穴處，刮足少陰腎經時由三陰交穴處沿小腿內側刮至太溪穴處，刮足太陽膀胱經時由天柱穴處沿脊柱兩側，經風門、肺俞、厥陰俞、心俞、膈俞、肝俞、膽俞、脾俞、胃俞直至腎俞。

刮痧療法的具體操作方法為：令患者取合適的體位，在需要刮痧的體表部位塗上刮痧油，刮痧板與體表呈 60° 或 90° 角，在患者體表由上往下刮，反覆刮動，至皮下出現紫紅色、細小如沙粒狀的出血點，刮痧完畢之後擦淨局部，令患者休息片刻。

用刮痧法治療失眠時需注意在操作前應仔細檢查刮痧板邊緣是否光滑，以防刮傷皮膚，在治療失眠時刮痧的手法不宜過重，刮痧速度應適中，刮痧過程中應隨時詢問患者的感受，並隨時觀察局部皮膚的情況，同時還應注意體弱者及有出血性疾病的患者禁用刮痧療法。

82、填臍療法如何治療失眠？

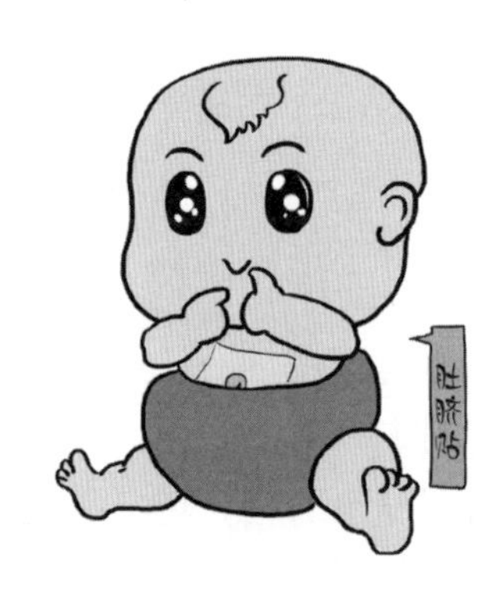

填臍療法是指用某些礦物質、植物、動物的藥用部分單味或配方研末後適量填入肚臍窩，並保留一段時間從而治療疾病的一種外治方法。早在《黃帝內經》中就有許多關於填臍療法的記載，晉代葛洪《肘後備急要方》，開創了藥物填臍療法的先河，直至晚清時期填臍療法發展進入了鼎盛時期。

肚臍位於腹壁正中間，五臟六腑環居其周，十二經脈多繞行於臍，因此填臍療法可激發經絡之氣、行氣活血、調節臟腑功能，在肚臍部用藥，藥力可經皮膚迅速通達各個臟腑，臨床可以治療多種疾病。

經絡腧穴學中將肚臍命名為神闕穴，神闕屬任脈穴，有溫補元陽、健運脾胃、復甦固脫的功效，神闕穴與十二經脈相連，五臟六腑相通，是心腎相交的「門戶」，任督二脈同起於胞中，任脈位於人體前正中線上，經過肚臍正中，督脈循行於脊背，貫脊入腦，故臍通於腦，將藥物填於臍內，刺激神闕穴，可使六腑之氣血經絡通暢，改善脾胃氣機，調和營衛陰陽，安神定志，因而在臨床常用填臍療法治療各種類

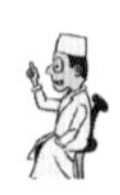

型的失眠。

填臍療法治療失眠時首先應對患者的失眠類型進行辨證分析，然後對症選藥，心腎不交型失眠選用黃連、肉桂、炒酸棗仁、牡丹皮，心脾兩虛型失眠選用歸脾丸，痰熱內擾型失眠選用生半夏、生南星、黃連、大黃、竹瀝水，陰虛火旺型失眠選用黃連、朱砂、龜板、炒棗仁、桑葚子，氣虛血瘀型失眠選用五味子、元參、丹參、黨參、淫羊藿、肉桂粉、黃連粉，心膽氣虛型失眠選用生龍齒、琥珀、磁石、遠志、生棗仁、炒棗仁。令患者取仰臥位，曝露神闕穴，在治療前先用熱毛巾或熱水袋敷於臍部，並囑患者將臍部洗滌乾淨，以防感染，而後將藥物碾成細末後用合適的液體將藥物調成糊狀敷於神闕穴，然後用醫用膠布固定，每晚睡前用熱水袋熱敷 15 分鐘左右，每次敷藥後令藥物保持 24 小時後取下，隔天再敷藥 1 次，10 次為 1 個療程，若填臍療法用於小兒由於小兒肌膚嬌嫩，則貼藥時間不宜過久，一般應將貼敷時間控制在 1 ～ 2 小時之間。

在使用填臍療法治療失眠時應囑咐患者在接受治療後忌食辛辣刺激的食物，忌食海鮮牛羊肉及發酵食品，忌飲酒。體質特別虛弱或有嚴重心血管疾病的患者忌用填臍法，孕期、哺乳期婦女忌用填臍法，還需注意患者有無藥物過敏史，避免在治療過程中引起過敏反應，若發生過敏現象，則應立即停止治療，若皮膚起水泡，則需用消毒針頭將泡挑破後塗上甲紫。在治療過程中應注意防寒保暖，切勿使肚臍部受風。

填臍療法治療失眠臨床療效顯著，見效快，不良反應少，使用方便，費用低廉，為臨床治療失眠的常用方法。

83、穴位注射如何治療失眠？

穴位注射療法是在穴位中進行藥物注射，透過針刺和藥液對穴位的刺激作用，以及藥物的藥理作用來調節機體的功能，改善機體的病理狀態，從而達到治療疾病的目的。穴位注射療法結合了穴位和藥物的綜合作用，是一種新興的治療方法。

穴位注射療法對藥物有放大作用，同樣劑量的藥物使用穴位注射療法產生的藥效，要強於皮下或靜脈注射，穴位注射療法的療效過程在進針數分鐘或數小時內，為針刺和藥物刺激對穴位的機械刺激效應，在治療後數小時至一天的時間內，藥物開始發揮作用，此時藥物在穴位處產生生物化學作用，使經穴和藥物的綜合作用得以發揮，從而調動和恢復患

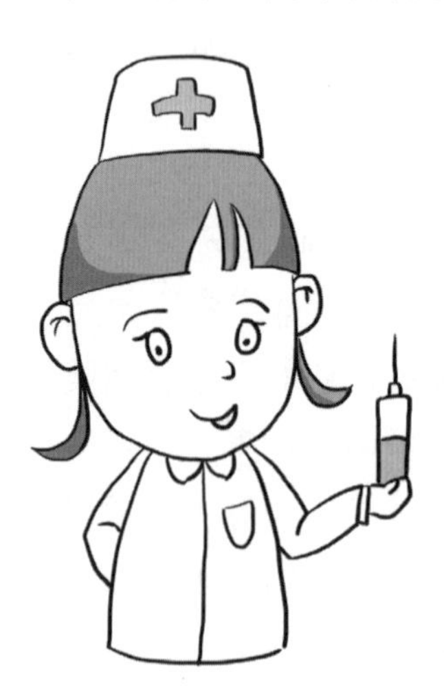

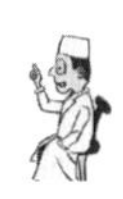

者自身的調節功能。在穴位內注射入有相對特異性的藥物後，藥物性味與穴位具有親和作用，能顯著加強藥物的效應，穴位注射療法是以經絡為載體，將藥物運送到相關區域，發揮藥物和穴位的雙向作用，使藥效迅速而持久，從而使疾病在這個較長時間的治療過程中得到更徹底的治療。

穴位注射療法可以治療各種類型的失眠，在治療前需選取合適的藥物並運用中醫整體觀念和辨證論治的思想對症選穴，以期達到最好的療效。

穴位注射療法治療失眠時使用 5 毫升注射器及 6 號注射針頭，所選用的藥物為丹參注射液，以雙側足三里為主穴，根據患者失眠的不同類型來增加穴位，心脾兩虛型失眠配心俞、脾俞，心腎不交型失眠配心俞、腎俞，心膽氣虛型失眠配心俞、膽俞，痰熱擾心型失眠配中脘、內關，脾胃虛弱型失眠配脾俞、胃俞。

穴位注射療法治療失眠時的具體操作方法如下：令患者取合適的體位，充分曝露需要進行治療的穴位，行常規消毒，迅速將注射針頭刺入所取穴位的皮下，再緩緩將針尖推入穴位內，待針下有得氣感後，回抽注射器看是否有回血，在確

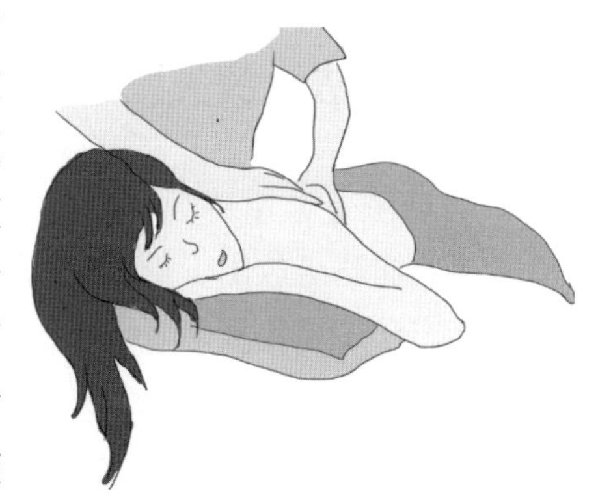

定無回血的情況下，緩緩推動注射器，將藥液推入穴位中。治療失眠時每個穴位均注射 1 毫升藥液。每 3 天注射 1 次，10 次為 1 療程。

使用穴位注射療法治療失眠，在治療前醫者應向患者想盡的說明此治療方法的原理、特點及治療後可能會出現的一些正常的反應，治療前對需要施術的穴位處要嚴格消毒，以防感染，在用藥前需嚴格檢查藥物是否有過期或者變質，在遇到有大血管或者神經通過的穴位處應注意避開神經或血管，針刺深度不宜過深以免針尖損傷神經，軀幹部的穴位不宜刺入過深，以免傷及內臟，治療過程中要隨時觀察患者的表情並詢問患者的主觀感受，若患者出現噁心頭暈等不適，則可能是暈針或者對藥物過敏，應及時採取措施。

穴位注射療法具有操作簡便、用藥量小、作用迅速等優點，可以治療各種類型的失眠。

84、放血療法治療失眠？

放血療法是運用特製的針具，在患者身體上選定的穴位處或淺表血絡處放出少量血液或淋巴液，從而治療疾病的一種外治方法，是我國傳統醫學中的一種獨特的針刺治療方法。

放血療法的產生可追朔至石器時代，古代人民在生產，

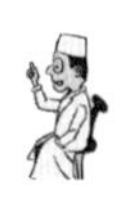

生活、工作的過程中發現用砭石在患部砭刺放血後可以治療某些疾病。早在《黃帝內經》中就有了關於放血療法的記載「刺絡者，刺小絡之血脈也」「菀陳則除之，出惡血也」，《針灸大成》中詳細記載了放血療法的病案。

放血療法在治療的過程中將含有致病物質的血液放出來，促使新鮮血液流向病灶，改善局部微循環障礙的狀況，從而達到治療疾病的目的。放血療法可疏通經絡、調整陰陽、行氣活血、改善經絡氣血運行不暢的病理變化，從而達到調整臟腑氣血功能的目的，《素問‧血氣形志篇》中說「凡治病必先去其血，乃去其所苦，伺其所欲，然後瀉有餘，補不足。」放血療法有解表泄熱、消腫止痛、鎮靜安神、醒腦開竅等作用，臨床可以治療多種疾病。

放血療法治療失眠正是利用其鎮靜安神之功效，調理氣血、通經活絡、使臟腑氣血調和從而恢復正常的生理功能，進而治療失眠。

放血療法治療失眠時可取百會穴、四神聰穴、印堂穴等頭部穴位，目前臨床使用放血療法時多用5毫升注射器針頭作為放血器具，治療時左手拇指、食指捏起施術部位，右手持針將針迅速刺入頭皮1～2公釐，頭皮厚者可直刺，頭部皮膚淺薄者可由周圍向穴位處斜刺，針尖不達骨膜，放出少量血液或黏液，若血不自出或者出血量過少，可用手指從針孔周圍1公分左右處向針孔擠壓，使出血1.5～4毫升，而後用消毒棉球按壓針孔部位。放血療法每週治療1次，輕者在治療 2 ～ 3 次左右即可病癒，重者治療每 10 次為 1 療程。

使用放血療法治療失眠時在施術前必須對所用器具進行細緻的檢查，為避免發生醫源性感染，要求採用放血療法進行治療時均使用一次性針具，因放血療法創口較大，在施術前應對施術部位進行嚴格消毒，以防感染，為避免某些病人出現暈針、暈血等情況，應在施術前向病人進行想盡的解釋，以解除病人的思想顧慮，若在治療過程中發生暈針現象，則應立即停止治療，令病人平躺，飲少量溫開水，醫者在操作時手法要穩、準、快，放血治療後若在放血部位出現血腫現象，可用消毒棉球按壓片刻，若腫塊仍不消退，則應在 24 小時候熱敷以促進血腫消散。

體質虛弱或有出血傾向的失眠患者禁用放血療法進行治療，孕婦、產後或者有嚴重心、肝、腎功能損害的患者均不宜使用放血療法，在患者過饑、過飽、醉酒、大汗、過度勞累的情況下也禁用放血療法。

刺絡放血療法治療失眠操作簡便、療效迅速，具有藥物和其他療法所不能達到的效果，且放血療法對人體無損害，可避免某些中西藥對人體的藥物的副作用，是一種天然療法。臨床常用放血療法治療各種類型的失眠。

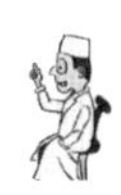

85、毫火針如何治療失眠？

毫火針是在火針的基礎上發展而來的，有毫針與火針的雙重功效，具有安全、無痛、微創、奇效的特點。

火針療法是將針具加熱燒紅之後，將針刺入腧穴或患處，從而治療疾病的一種針灸治療方法，是古代人民在長期與疾病相抗爭的過程中不斷總結完善而成的。關於火針的最早記載出現在《內經》中，現代學者普遍認為《內經》中所記載「大針」即為「火針」，《內經》中詳細記載了其主治範圍，並有多處論及「燔針」、「淬刺」用於痺症的治療，《靈樞．官針》中曰：「淬刺者，刺燔針則取痺也。」介紹了火針的使用方法和適應症，《傷寒雜病論》中將火針稱為「燒針」「溫針」，書中詳細記載了火針的適應症、禁忌症及誤治後的處理方法，後世，火針療法被廣泛應用於臨床治療各種疾病。

火針療法具有針和灸的雙重作用，有祛寒除濕、溫經通絡、祛瘀散結、益腎壯陽、溫中和胃、熄風定驚之功效。毫火針是對火針的改革與創新，既豐富了毫針的功能，又延伸了火針的功能，是針灸中的特色療法。

毫火針的針具是規格為 0.35×25 公釐的不鏽鋼毫針，經過灼燒後刺入穴位，很容易得氣，出針後針刺感仍可遺留很長時間，由於毫火針對火針的針具進行了改革，因此避免了傳統火針針具粗大、創傷大、疼痛程度大等缺點，可用於人體的絕大部分穴位，因此毫火針可用於治療失眠。

毫火針治療失眠時，取印堂穴、中脘穴、雙側三陰交、雙側神門、雙側內關。

毫火針治療失眠時具體操作方法如下：令患者取合適的體位，在選定穴位處行常規消毒後，取毫針三支為一單位，右手以握筆式持針，點燃酒精燈，將毫火針的針尖和針體深入火的外焰燒至發白後，迅速將針刺入穴位內，進針深度應根據穴位處肌肉的豐厚程度來決定，治療失眠時刺印堂穴時由於印堂穴位於面部皮肉淺薄處，因此輕輕點刺進皮即可出針，其餘穴位處進針深度大約 5 公釐左右，直入直出，不得歪斜、拖帶。出針後迅速用消毒棉球按壓針孔處。毫火針的操作要領為「穩、準、快」，持針的手應該穩，在準確選定所需針刺的穴位後應該將針準確無誤的刺入穴位處，且進針深度應準確，當深則深、當淺則淺，針刺速度應快，若在針燒紅後醫者拖泥帶水、猶豫不決，則針會迅速降溫，將會失去毫火針應有的療效。毫火針治療失眠 3 天治療 1 次，10 次為 1 療程。

早期惡性腫瘤、嚴重心臟病、嚴重的器質性病變患者、孕期婦女等患者禁忌使用毫火針進行治療。

毫火針經過灼燒，提高了針刺效應，是透過特殊的刺激方法來開發穴位治療疾病的有效工具，是強化針灸的手段，方便快捷，刺入穴位後無需提插撚轉，即可產生得氣感，損傷低，疼痛程度輕，易於被患者接受，因此毫火針治療失眠

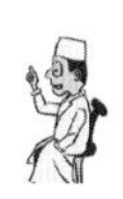

有很好的療效。

86、為什麼說按摩可以治療失眠呢？

按摩是治療失眠行之有效的方法之一，它具有緩解血管痙攣、改善血流量、增加腦血速度、解痙鎮痛的同時降低交感神經張力等作用，它可以透過調整頸椎小關節位置、改善頸椎曲度、並可緩解肌肉痙攣度來達到治療疾病的目的。

按摩中利用理筋類（中醫學名詞。是理順經絡的一種手法，透過運用按，推，摩，揉，擦等手法，達到鎮痛解痙，散瘀活血，使肌肉放鬆的目的；然後運用屈伸，旋轉，牽抖，搖晃等手法，達到調和營衛，理順經絡，分離黏連的目的；最後運用叩擊，揉搓，運展等手法，達到調和氣血經脈的目的。用於各類經傷的治療。理筋手法具有活血行氣化瘀、消腫解痙止痛、舒筋活絡、滑利關節、理筋順絡、整復錯位關節、驅邪蠲痺、溫經散寒等作用。）和整復類手法（中醫學名詞。在關節和軟組織的保護作用下，特別是在病理狀態中，錯縫關節周圍的肌肉、軟組織、韌帶多呈痙攣、緊張狀態，給手法帶來一定難度，如果過於用重手法強操作，也會因之造成危險。因此，為了保證手法的安全性和有效性，避免加重病情，整復類手法的操作應符合穩、準、巧、快的基本技術要求，而且四個方面的技術要求應貫穿於每一個整復類手法操作的全過程，只有這樣嚴格把握好技術要求，才能確保疾病能夠得到有效治療。），不僅使肌肉痙攣得以緩解，還可使錯位的頸椎小關節得以功能性復位，消除或減輕對椎動脈、交感神經的刺激或壓迫。

在按摩手法上，突出運用理筋類手法，特別是在頸 2 ～ 3、頸 6 ～ 7 椎旁施點揉法，不僅可放鬆局部筋肉，更可刺激交感神經節，同時配合頭部按摩手法，從而改善腦供血，改善睡眠。從這一點意義來看，對於非頸源性失眠患者，只要屬於功能性失眠，均可運用此法來改善睡眠。而按摩手法治療失眠是治病求本的方法，其療效顯著，簡便易行，並且沒有成癮性及依賴性，值得推廣。

87、不明原因引起的失眠應該怎樣用按摩手法治療呢？

⑴患者仰臥位，按摩者坐於患者頭部上方，以雙手中指點睛明穴（目內眥角稍上方凹陷處。初期力度應適中，不宜用重手法進行強刺激）1 分鐘後，以雙手拇指自印堂穴（兩眉頭連線的中點）向兩側沿眉弓、前額推至兩太陽穴（眉梢與目外眥之間向後約 1 寸凹陷處）處，反覆操作 20 次。

⑵以雙拇指指尖點按百會穴（前髮際正中直上 5 寸）、四神聰穴（百會穴前後左右各一寸）各 1 分鐘，然後雙手拇

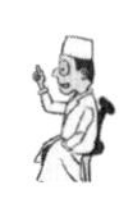

指分別抵於兩側太陽穴（眉梢與目外眥之間向後約 1 寸凹陷處），中指按壓至雙側太陽穴（眉梢與目外眥之間向後約 1 寸凹陷處），同時施力 1 分鐘。

⑶患者改為坐位，按摩者站在患者之後，沿兩側胸鎖乳突肌行拿捏手法，點壓肩井穴（在肩上，當大椎與肩胛骨肩峰連線的中點）2 分鐘。

⑷患者俯臥，按摩者在其背部沿膀胱經兩側用滾法操作 5 ～ 10 分鐘。心脾虧損者，可多按揉心俞穴（第五胸椎棘突下，旁開 1.5 寸）、脾俞穴（第十一胸椎棘突下，旁開 1.5 寸）；腎虛者，可多按揉腎俞穴（第二腰椎棘突下，旁開 1.5 寸）、關元俞穴（在腰部，當第 5 腰椎棘突下，旁開 1.5 寸），最後再配以點按神門穴（掌側腕橫紋尺側端，尺側腕屈肌腱橈側緣）、足三里穴（犢鼻下 3 寸，距脛骨前緣外側一橫指）、三陰交穴（內踝尖上 3 寸，脛骨內側緣後方）等穴位。

◆每晚睡覺前，也可以坐於床上自己進行如下按摩：

⑴揉百會穴（前髮際正中直上 5 寸）1 分鐘。

⑵揉按腎俞穴（第二腰椎棘突下，旁開 1.5 寸）1 分鐘。

⑶按摩臍下氣海穴（前正中線，臍中下 1.5 寸）、關元穴（前正中線，臍中下 3 寸）50 次。

⑷先揉足三里穴（犢鼻下 3 寸，距脛骨前緣外側一橫指）、三陰交穴（內踝尖上 3 寸，脛骨內側緣後方），每穴 1 分鐘，點按內關穴（掌長肌腱與橈側腕屈肌腱之間，腕橫紋上 2 寸）、神門穴（掌側腕橫紋尺側端，尺側腕屈肌腱橈

側緣）各 1 分鐘，再用雙手掌根部揉擦背部（以兩側膀胱經為重點），以產生熱感為宜，重點按揉心俞穴（第五胸椎棘突下，旁開 1.5 寸）、脾俞穴（第十一胸椎棘突下，旁開 1.5 寸）、肝俞穴（第九胸椎棘突下，旁開 1.5 寸）。然後平臥，閉目養神，平心靜氣，用中指按揉雙側睛明穴（目內眥角稍上方凹陷處），連續揉按 3 ～ 5 分鐘即可產生睡意。

⑸在前腳掌肉後處，稍往下一點兒，就是湧泉穴（足底心，前 1/3 與後 2/3 交界凹陷處），每天晚上用熱水燙燙腳，兩腳發紅，用雙手拇指按摩湧泉穴（足底心，前 1/3 與後 2/3 交界凹陷處）2 分鐘，有調肝，健脾，安眠的作用。

⑹仰臥於床上作均勻的深呼吸 30 次，全身放鬆即可入睡。

⑺每晚就寢前，俯臥於床上，握拳在臀部各處輕輕扣擊、按摩約 100 次。然後用右腳的大拇趾去摩擦左腳的內踝和外踝，再用左腳拇趾去摩擦右腳踝，這樣交替做約 50 次，雙手握拳自上而下輕輕敲擊兩側腿的外側面。

⑻放鬆眼部肌肉以減輕眼睛疲勞而造成的頭痛，從而使身體放鬆，促進睡眠。具體的方法是，先將毛巾用 0 度水溫浸濕後擰乾，放在兩眼上冷敷，繼而用兩手掌心輕輕蓋在閉合的雙眼上，但不要太用力。

⑼仰臥，兩腿伸直，兩腳分開一段距離。兩腳跟下放一個熱水袋或裝熱水的瓶子（初期宜包裹毛巾，避免燙傷），讓兩腳跟部感到溫熱，但又不會燙傷為度。這樣做的目的是

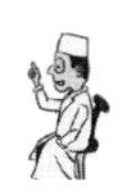

讓雙腳的血液循環加快，同時又能刺激足內踝與跟腱之間的太溪穴（內踝尖與跟腱之間凹陷處），起到補益肝腎、養心安神的作用。也可以取一些小鵝卵石鋪在水盆底，倒入溫水中，泡足踏石30分鐘。

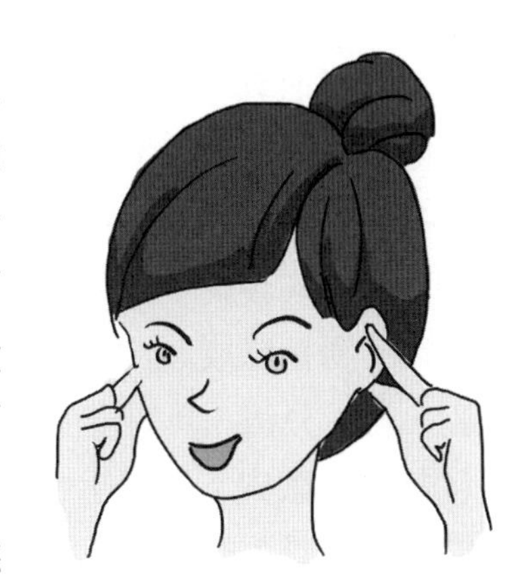

⑽先把兩手搓熱，然後用兩手搓臉，再用中指按摩印堂穴（兩眉頭連線的中點）。從下向上搓三十次；再用兩手大指，沿著兩邊的眉毛順著推，從眉心到眉梢，一共做五十次，以這些部位感到痠脹為適度。

⑾用雙手搓兩耳的內外耳垂，搓十來分鐘後，就會有睡意。

⑿每晚睡覺時平臥，用手按摩胸腹部，順逆時針交替進行，由胸部向下推至腹部。每次堅持做三到五分鐘即可睡著。此法對舒肝順氣，對提高消化系統功能也有好處。

88、全身保健操怎樣治失眠？

⑴按揉印堂穴：用中指指端輕輕按揉印堂穴（兩眉頭連

線中點處），約 1 分鐘，具有鎮靜安神的作用。

⑵按揉攢竹穴：用中指兩指指端輕輕按揉攢竹穴（兩眉頭凹陷處），約 1 分鐘，具有清肝明目的作用。

⑶按太陽穴：用雙手中指指端輕輕按揉太陽穴（眉稍與目外眥之間，向後約 1 寸凹陷處），約 1 分鐘，具有醒腦安靜的作用。拇指羅紋面自兩眉頭處在眉之上方同時做左右來回抹動，約 1 分鐘，具有安靜催眠的作用。

⑷按揉安眠穴：用雙手中指指端輕輕按揉安眠穴（耳垂後的凹陷與枕骨下的凹陷連線中點處），約 2 分鐘，具有鎮靜助眠的作用。

⑸壓率谷穴：用雙手中指指端放在率谷穴（兩側耳尖直上兩橫指處），前後來回推動，約半分鐘，具有除煩鎮靜的作用。

⑹抹眼球方法：閉目，用兩手食指分別置於兩眶上緣，無名指分別橫置於眶下緣，然後自內向外輕揉畫圈至眼角處，各 20 次。作用：可明目益肝，調養心氣。

⑺按揉內關穴：用拇指端羅紋面輕輕按揉腕部橫紋上兩橫指處的內關穴（掌長肌腱與橈側腕屈肌腱之間，腕橫紋上 2 寸），約 1 分鐘，雙手交替，具有寧心安神的作用。

⑻運百會方法：坐或臥位，閉目靜息，單於食、中指指腹置百會穴（前髮際正中 5 寸）處，先順時針按揉 30 次，再逆時針按揉 30 次。作用：可提運清陽，益智利竅。

⑼按風池方法：坐位，兩手拇指按在兩側風池穴（胸

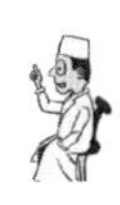

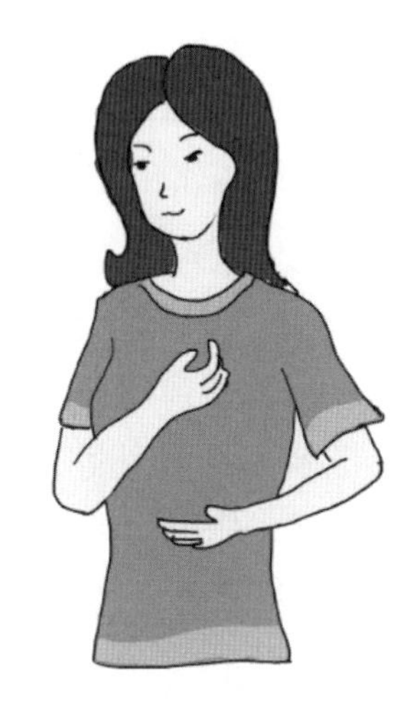

鎖乳突肌與斜方肌上端之間凹陷處）上，兩中指各按在兩側太陽穴（眉梢與目外眥之間向後約1寸凹陷處）上，其餘手指各散置在頭部兩側，然後兩指同時用力，按揉風池穴（胸鎖乳突肌與斜方肌上端之間凹陷處）、太陽穴（眉梢與目外眥之間向後約1寸凹陷處）及側頭部1分鐘。作用：可祛風散邪，清利頭目。

⑽**壓完骨穴**：完骨穴（耳垂後方，有一突出的小骨即乳突，從乳突下端沿後緣往上觸摸有一淺窪會有震動之感）。用兩手的大拇指揉壓左右兩邊的完骨穴。天柱穴（後髮際正中直上0.5寸，旁開1.3寸）、神門穴（掌側腕橫紋尺側端，尺側腕屈肌腱橈側緣）、湧泉穴（足底心，前1/3與後2/3交界凹陷處），對消除失眠也都有效，可調整自律神經，具有誘睡之效。

⑾**揉神門方法**：坐位，食指按壓在左手神門穴（掌側腕橫紋尺側端，尺側腕屈肌腱橈側緣）。作用：可寧心安神，也可治療抑鬱、焦慮。

⑿**拍心區方法**：坐或臥位；右手虛掌拍擊左乳上心區100次。作用：可清心散邪。

⒀**按脘腹方法**：臥位，左右手分別橫置於中脘（前正

中線，臍中上4寸）和關元穴（前正中線，臍中下3寸）上，同時配合呼吸節律，吸氣時向下壓中脘穴（前正中線，臍中上4寸），呼氣時向下按壓關元穴（前正中線，臍中下3寸）。各20次。按摩臍下氣海穴（前正中線，臍中下1.5寸）、關元穴（前正中線，臍中下3寸）50次。作用：可理氣和胃。

⒁**擦腎俞穴方法**：雙手掌掌根緊貼腰兩側腎俞穴（第二腰椎棘突下，旁開1.5寸），微用力上下擦動穴位周圍，以熱為度。作用：可溫和腎氣。

⒂**推脛骨方法**：平坐位，稍用力沿脛骨和下推擦到踝。食指過足三里穴（犢鼻下3寸，距脛骨前緣外側一橫指）時，稍作用力彈撥，拇指過三陰交穴（內踝尖上3寸，脛骨內側緣後方）時稍做按揉。反覆操作20次。揉按足三里穴（犢鼻下3寸，距脛骨前緣外側一橫指）、三陰交穴（內踝尖上3寸，脛骨內側緣後方）各50次。作用：可調和陰陽，健脾和胃。

⒃**擦湧泉方法**：在雙側湧泉穴（足底心，前1/3與後2/3交界凹陷處）摩擦至發熱為止。擦湧泉穴100次。

89、**是否有簡易按摩單純頭部穴位治失眠呢？**

採用單純頭部穴位按摩操作簡單，任何時候都可以操作，清晨晨練時、工作勞累時、臨睡時皆可隨意進行。具體

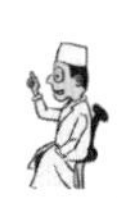

操作方法分別為：

⑴術者雙拇指腹從患者印堂穴（兩眉頭連線的中點處）依次分抹至雙太陽穴（眉梢與目外眦之間向後約 1 寸凹陷處）；

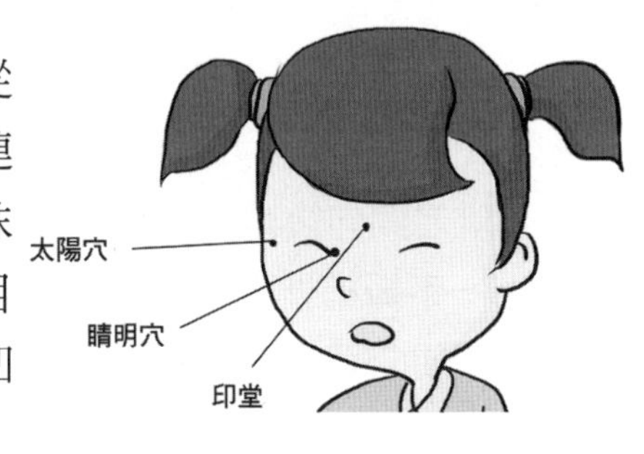

⑵雙拇指腹點壓印堂穴（兩眉頭連線的中點處）並沿眉弓向兩側對揉至太陽穴（眉梢與目外眦之間向後約 1 寸凹陷處）；

⑶雙拇指點壓睛明穴（目內眥角稍上方凹陷處），然後分別抹上下眼瞼；

⑷先用雙拇指腹從印堂穴（兩眉頭連線的中點處）壓至百會穴（前髮際正中 5 寸），然後從眉沖穴（攢竹直上入髮際 0.5 寸）向頭頂壓至百會穴（前髮際正中 5 寸），3 條直線依次按壓；

⑸用雙拇指腹從印堂穴依次點壓睛明穴（目內眥角稍上方凹陷處）、迎香穴（鼻翼外緣中點旁開，當鼻唇溝中）、地倉穴（瞳孔直下，口角外側 0.4 寸）、承漿穴（頦唇溝正中凹陷處）、大迎穴（下頜角前下 1.3 寸，當咬肌附著部的前緣）、頰車穴（下頜角前上方一橫指，當咀嚼時咬肌隆起高點處）、下關穴（顴弓下緣，下頜骨髁突前方凹陷處）、耳門穴（耳屏上切跡前方，下頜骨髁突後緣，張口呈凹陷

處）、聽宮穴（耳屏前，下頷骨髁突後方，張口呈凹陷處）、聽會穴（耳屏間切跡前方，下頷骨髁突後緣，張口呈凹陷處）、翳風穴（耳垂後方，乳突與下頷角之間）、太陽穴（眉梢與目外眥之間向後約 1 寸凹陷處），以上各點壓 1 分鐘；

⑹用一手拇指推角孫穴（折耳郭向前，耳尖至上如髮髻處），自耳前向耳後直推 20 次，兩側交替進行；

⑺雙手五指指峰從頭正中線快速上下分疏至兩側顳部，反覆操作 20 次後，點壓風池穴（胸鎖乳突肌與斜方肌上端之間凹陷處），拿頸後大筋穴（項後入髮際一寸）、肩井穴（在肩上，當大椎與肩胛骨肩峰連線的中點）約 2 分鐘。最後重複前五種手法 3 分鐘。共治療 10 ～ 20 次。

另有一頭部穴位取穴點按法，方法如下：第一線：前額及頭頂前半部，印堂穴（兩眉頭連線的中點處）至百會穴（前髮際正中 5 寸）；第二線：眉中（雙側）至百會穴（前髮際正中 5 寸）。點按時，先將右手掌固定於腦後枕部，左手拇指指腹開始點按一線，然後再點按二線，每線反覆進行 5 遍，點按時要依次進行，不留空隙，力由輕到重，每線點按時速均為 1 分鐘左右。

90、頸性失眠該怎樣透過按摩治療呢？

頸性失眠是指由頸椎因素引起的失眠，導致頸性失眠的

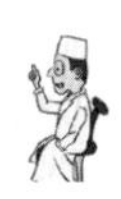

病因：第一：覺醒－睡眠中樞位於丘腦下部，由椎－基底動脈的終末支發出的丘腦穿過動脈提供供血。當椎動脈受到頸椎因素刺激時（如骨質增生、小關節紊亂、曲度反弓等），則導致椎動脈供血不足，引起覺醒－睡眠中樞系統功能障礙，造成失眠，故椎動脈型頸椎病常伴有失眠、多夢及健忘等症狀；第二，當頸椎病累及頸交感神經時，會引發椎動脈的收縮、痙攣，同樣會導致椎動脈供血不足，出現失眠等症狀；第三，頸交感神經節受到不良刺激的同時可引起褪黑素分泌異常而致失眠；第四，由頸椎病所導致的肢體及內臟疼痛亦是導致失眠的原因之一。無論是何種因素，頸性失眠的病因是由一種物理刺激或壓迫所致，僅憑藉藥物治療是不足以收到較好治療效果的。治病應求其本，故針灸、按摩等針對頸椎部位的治療手段是行之有效的方法。

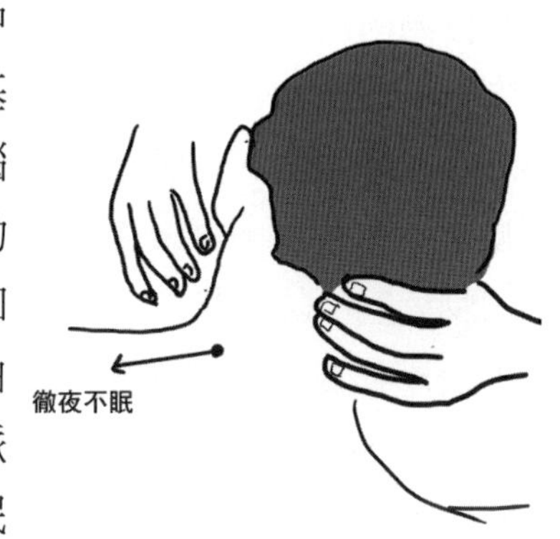

按摩手法是治療頸性失眠簡便有效的方法之一，可從根本上解決致病因素。頸源性因素所引起的疼痛、椎動脈及交感神經節功能異常是導致失眠的常見原因。在臨床診治失眠患者時，不宜一律頻繁使用精神類等藥物治療。

具體操作：⑴患者俯臥位，醫者站其旁，雙手拇指彈撥頸部兩側肌肉，以放鬆肌肉為主，反覆施術 5 ～ 10 遍。隨後點按頸部周圍的風池穴（胸鎖乳突肌與斜方肌上端之間凹陷處）、百勞穴（在項部，當大椎穴直上 2 寸，後正中線旁開 1 寸）、頸根穴（頸肩移行處，當斜方肌前緣，平第七頸椎棘突，左右各一）。重點點揉頸 2 ～ 3 椎旁和頸 6 ～ 7 椎旁的壓痛點。⑵四指拿揉項韌帶然後拇指彈撥項韌帶，重點施術於壓痛點，反覆施術 5 ～ 10 遍。⑶拿揉兩側斜方肌，反覆施術 5 ～ 10 遍，隨後點按肩井穴（位在肩上，當大椎與肩胛骨肩峰連線的中點）。⑷四指按揉胸椎兩側和肩胛骨內側緣，反覆施術 5 ～ 10 遍。隨後指壓或肘壓局部痠痛點。並點按肩中俞穴（第七頸椎棘突下，旁開 2 寸）、肩外俞穴（第一胸椎棘突下，旁開 3 寸）。⑸掌根按揉岡下窩，反覆施術 5 ～ 10 遍，隨後點按天宗穴（岡下窩中央凹陷處，平第四胸椎）及岡下痠痛點。⑺另外針對棘突偏歪、局部壓痛且有相應症狀者可施定位扳法。⑻而針對椎間隙狹窄者可施仰臥牽引法。

91、透過點按足部穴位可以治失眠嗎？

不寐亦稱失眠或「不得眠」、「不得臥」、「目不瞑」。是指經常不能獲得正常睡眠為特徵的一類病證。證情輕重不一，主要表現為睡眠時間深度的不足，輕者入寐困難、或寐而不酣、時寐時醒、或醒後不能再寐、嚴重者整夜不能入寐。

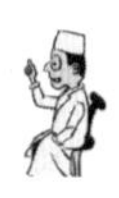

正常成年人每天的睡眠時間應保證為 7 ～ 9 小時；而老年人則相對較少，約 5 ～ 7 小時；如果晚間睡眠品質不好，入睡時間過短，就會影響人們的正常工作生活、學習和健康。臨床上藥物治療弊端較多，極易造成藥物依賴性，且藥物副作用大，不易從根本上改善症狀。

足部反射區的按摩屬於良性的物理刺激，刺激足部反射區可以達到疏通經絡、寧心安神、行氣活血、調和陰陽的目的。中醫學認為足與全身的經絡存在著密切的聯繫，足部的許多腧穴與人體臟腑器官都有關係，比如足太陰脾經的隱白穴（拇趾末節內側，距趾甲角 0.1 寸）、大都穴（第一蹠趾關節前下方，赤白肉際處）、公孫穴（第一蹠骨底前下方，赤白肉際處）、太白穴（第一蹠趾關節後下方，赤白肉際處）；足陽明胃經的解溪穴（足背與小腿交界處橫紋中點，當拇長伸肌腱與趾長伸肌腱之間）、沖陽穴（足背最高處，當拇長伸肌腱與趾長伸肌腱之間，足背動脈搏動處）、厲兌穴（第二趾末節外側，距趾甲角 0.1 寸）等刺激這些腧穴都可以發揮治療保健的作用，在古籍中也曾記載有「觀趾法」及「足心道」的記載。透過對足部反射區的按摩可以促進氣血運行，調節內臟功能調節大腦皮質的興奮與抑制、進一步糾正內分泌的紊亂，疏肝理氣、養心安神，從而達到治療的目的。

失眠多是心理性疾病，故自我調護及心理療法對治療可起到相輔相成的作用，應該盡量消除患者的疑慮思想和緊張情緒，使其積極配合治療和建立恢復健康的信心。飲食宜清淡，不易過飽，更忌濃茶、咖啡及吸菸，適當配以鍛鍊身體，做到勞逸結合，生活起居要有規律，養成良好的睡眠習慣。患者睡前不宜劇烈活動，一定要避免過度勞累，不要長期服用鎮靜安神的藥物。另外，要注意睡眠環境的安寧，床舖要清潔舒適，臥室光線要盡量柔和，並減少噪音，去除各種影響睡眠的外在因素。

現代醫學也證實了刺激足部反射區，可以增加腦部血流量，促進腦組織的新陳代謝，從而消除和緩解大腦的高度緊張狀態，以進一步產生鎮靜助眠的功效。在工作體能嚴重透支、睡眠不足的情況下，足底「失眠點」就會有所反應，按摩「失眠點」有顆粒和疼痛的感覺。抹上按摩膏用手指骨節或拇指指肚按摩這個點，當點壓疼痛減輕時，晚上你就會有一個品質很好的睡眠。

足部反射區

基本反射區：腎、膀胱、輸尿管。

主要反射區：腎上腺、腹腔神經叢。

相關反射區：大腦、小腦及腦幹、垂體、心、脾、內耳迷路、失眠點、三叉神經、胃、胰、小腸、十二指腸、狀腺、甲狀旁腺、脊椎、生殖腺。

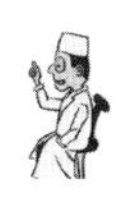

治療前雙足用40°左右熱水浸泡約30分鐘左右，在浸足過程中可添加2～3次熱水，使水保持恒定。

在治療時可以配合一定的吐納心法，具體操作如下：

⑴上床仰臥，閉目，全身放鬆，雙手平放兩則。

⑵調整呼吸均勻，緩慢，鼻呼鼻吸。

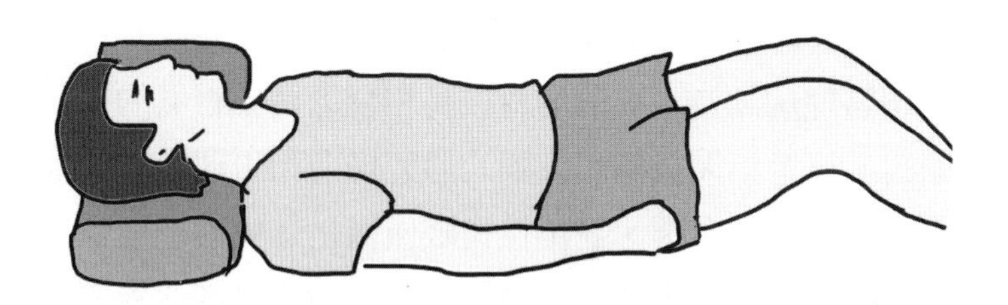

⑶觀想宇宙中的真氣，清新潔淨如甘露，從百會緩緩流向兩腿，最後從湧泉穴（足底心，前1/3與後2/3交界凹陷處）流出體外。

⑷觀想的次數因人而異，一般觀想幾遍就會有睡意，然後不知不覺中就會進入夢鄉。

⑸治療期間，生活起居要有規律，睡前不吸菸、不喝濃茶，少看刺激性的書及電視。

92、按摩可以調節老年性失眠嗎？

長期的失眠很容易引起老年人其他身體及心理上的疾

病，老年人失眠怎麼治療是老年人及其家屬應該重視的問題。老年失眠症不同於中青年失眠症的失眠特點，在病因病機方面與精神思想因素關係不大，並不像中青年那樣主要由精神負擔沉重、思慮過度、心血耗傷等所致，故其治療如果同中青年之失眠一樣治療，則效果多不滿意。其實，老年失眠症是由年老所帶來的全身和大腦皮質生理變化所導致的，治療應從改善老年人全身和大腦生理衰退等狀況為主。

中醫理論認為，人的發育成長和衰老是由腎氣的盛衰所支配的。故老年人全身和大腦的形態構造和生理功能等都會受到腎氣衰退的影響，老年性失眠僅僅是其中的一種表現而已。由於「腎藏精生髓，通於腦」，腎精不足則會致腦髓失養，生理功能紊亂而導致失眠，故補腎填精應是治療老年人失眠症的基本治法。從西醫解剖學來看，老年人多有腦動脈硬化的存在，這也是本症的基礎性病因。動脈硬化的病因固然和全身及大腦的衰老一樣同樣在於腎氣衰退，但動脈硬化的後果卻極易致血瘀，而血瘀對腦的影響不可忽視。總之，老年失眠症的致病之本應在於腎虛，致病之標應在於血瘀。故其治療應補腎填精，治本以養腦，活血化瘀治標以滋腦。具體治法如下：

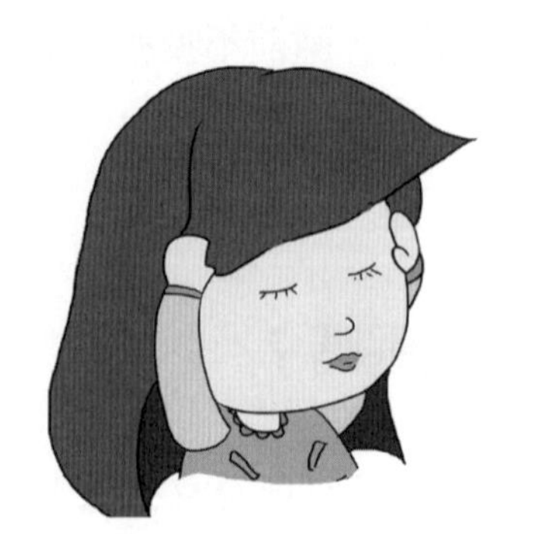

⑴按揉印堂穴（兩眉

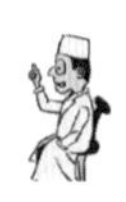

頭連線的中點）方法：用中指羅紋面按揉 100 次。要領：手法宜輕，順時針方向按揉，起誘導作用。局部有輕鬆感。

⑵按揉前額（前額部）方法：用手大魚際肌部按揉 100 次。要領：雙手大魚際肌部緊貼前額皮膚，順時方向的按揉，手法宜輕柔。局部有輕快感和溫熱感為宜。

⑶按揉太陽穴（眉梢與目外眦之間向後約 1 寸凹陷處）方法：用兩手食指同時按揉 100 次。要領：手法宜輕柔，順時針方向的按揉，精神放鬆。局部有輕鬆感。

⑷仰臥揉腹：每晚入睡前，先用右手由順時針方向繞肚臍稍加用力揉腹 100 次，再換用左手逆時針方向同樣繞肚臍 100 次，這對上半夜進入深睡有良好作用。由於揉腹能促進胃腸蠕動，特別是年歲大的人，消化功能相對減弱，胃腸道的氣體就會成倍增加，在揉腹的刺激下，大腸受到刺激，就把氣體擠出來，便於安然入睡。

⑸擦湧泉穴（足底心，前 1/3 與後 2/3 交界凹陷處）：方法：用雙手小魚際肌部摩擦，左右交替，早晚各 100 次。要領：用左右手小魚際肌部交替擦足部湧泉穴。用力宜輕，手貼足心皮膚來回摩擦，頻率宜快。以足心透熱為佳。臨睡前洗足後推拿或早上起床前推拿最佳。

93、頭痛欲裂引起的失眠怎樣透過按摩手法治療？

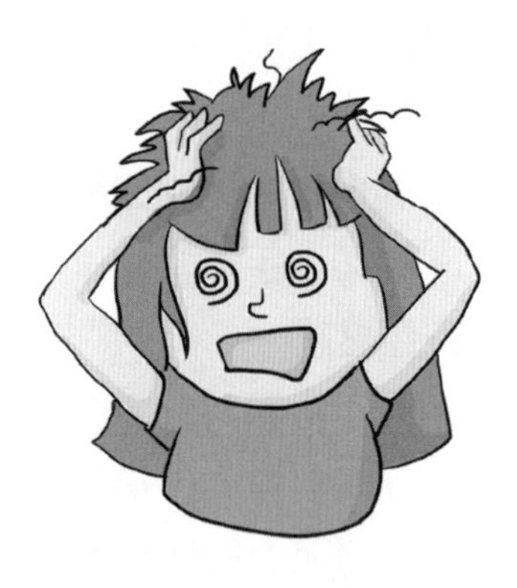

中醫理論認為，「火」是外邪六淫中「風、寒、暑、濕、燥、火」之一，跟隨外界氣候變化而引起人體的「邪氣」。當火熱亢盛時，便會出現口乾舌燥、口臭、長青春痘、牙齦浮腫、牙齦疼痛、皮膚瘙癢、便祕、痔瘡出血等症狀。肝臟是好喜的器官，如果經常處於情緒不佳的狀態，肝臟就會受到損傷，因為肝臟內分佈著豐富的交感神經，經常感到煩躁、憂愁會直接導致肝細胞缺血，影響肝細胞的修復和再生。失眠與情志變化最為關係，肝主「疏泄」，情志鬱結會致肝氣鬱結；「木能生火」，當受驚恐之後，會致肝木之火有餘，而使心火亢進，心肝火旺，則會內擾心神，心神不寧，故而煩躁不安難以入睡。肝屬木，其性剛強，主謀慮、性喜條達，其能調節人的精神情志活動，舒展氣機。情志不調，鬱怒傷肝，鬱而化火，化火擾心，神不守舍，則會導致失眠。或因宿食停滯，積濕生痰，因痰生熱，出現痰熱上饒而引起的心煩不寐。清陽被蒙故頭重目眩。

肝火失眠，有虛實之分 . 有的時候由於生氣動了肝膽之

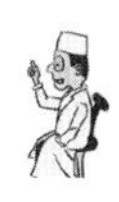

氣，肝火在透過膽經排毒不暢的情況下，就會沿著三焦經逆勢而上，而三焦經也是所主頭面部的經絡，遇到衝擊必然會引起頭痛、耳鳴等症狀，此時所選取的主要穴位為點按：四神聰穴（距百會穴前後左右各一寸）、神門穴（掌側腕橫紋尺側端，尺側腕屈肌腱橈側緣）、三陰交穴（內踝尖上3寸，脛骨內側緣後方）、肝俞穴（第九胸椎棘突下，旁開1.5寸）、太沖穴（位於位於足背側，第一、二蹠骨結合部之前凹陷處）。而它有一特定有效穴位「支溝穴」：「支者，分叉也；溝者，管道也。」此穴為三焦經陽氣的經過之處。可以點按治療肝火引起的耳鳴、耳聾、肋間岔氣等症狀，如果配合推揉腹部還能治療便祕。（支溝穴：在前臂背側，腕背橫紋上3寸，伸臂俯掌，尺骨與橈骨之間）。

94、多夢、虛煩引起的失眠怎樣透過按摩手法治療？

「心腎不交」是指心與腎的生理協調失常的病理現象。心居上焦，腎居下焦。正常情況下，心與腎相互協調，心火下降，腎水上升，水火既濟，相互制約，彼此交通，保持動態平衡。如果腎陰不足或心火擾動，水虧於下，火炎於上，水不得上濟，火不得下降，心腎無以交通，兩者則失去協調關係，稱為心腎不交。其大多是由於腎陰虧損，因而心火偏亢，失於下降所導致。主要症狀表現為失眠或多夢、虛煩、盜汗、頭暈耳鳴、腰膝痠軟舌紅、咽乾、脈數、等症。

用現代的生理學及生物化學觀點來看，中醫的心腎不交型失眠產生的原因是由於神經系統異常興奮性的提高以及調節能力的減弱，而產生的各種症狀，具體來說，由於神經系統的虛弱從而導致了內耳神經的異常興奮，因此就會出現耳鳴。由於神經系統長期處於異常興奮的狀態，而導致神經系統的疲勞，就會出現精神不振、萎靡、健忘。由於機體的神經系統異常興奮而導致了疲勞，並進一步影響了人體的代謝過程，就會導致人體的腰痠、腿軟，也由於神經系統的異常興奮而影響了人體的神經內分泌系統，就會產生男子滑精陽萎、女子月經不調。

對心腎不交的失眠解決的根本辦法應該是：嚴格遵循中醫理論，以調理為主，也就是使：「腎水上升，心火下降，水火相濟，得以維持人體正常水火、陰陽之平衡」。也就是說，透過滋補營養神經系統的功能，增強神經系統的調解能力，使得神經系統的異常興奮性得以恢復，從而使得虛弱的性神經系統及內分泌系統恢復調理功能。

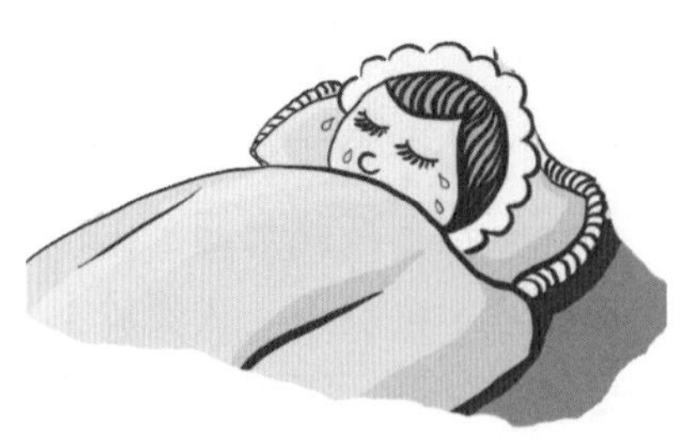

此時所選取的主要穴位為點按：四神聰穴（距百會穴前後左右各一寸）、

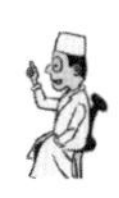

神門穴（掌側腕橫紋尺側端，尺側腕屈肌腱橈側緣）、三陰交穴（內踝尖上 3 寸，脛骨內側緣後方）、心俞穴（第五胸椎棘突下，旁開 1.5 寸）、腎俞穴（第二腰椎棘突下，旁開 1.5 寸）、太溪穴（位於足內側，內踝後方與腳跟骨筋腱之間的凹陷處）。而它有一特定有效穴位為少海穴（少海穴：屈肘，在肘橫紋尺側紋頭凹陷處取穴）；常見於神經官能症及慢病的虛弱病以及心煩氣躁可以按揉少府穴（少府穴：手掌面，第 4、5 掌骨之間，握拳時，當小指尖處）。

95、由於胃腸不好而引起的失眠怎樣透過按摩手法治療？

「胃不和則臥不安」之說，源自於《素問．逆調論》：「人有逆氣…不得臥…是陽明新逆也。陽明者，胃脈也。胃者，六腑之海，其氣亦不行也。陽明逆，不得從其道，故不得臥也」。《下經》曰：「胃不和則臥不安」，此之謂也。」按該文主旨是論述陽明經氣上逆，致使胃氣不得下行，導致「胃不和」，形成「臥不安」的病變機理。凡以失眠為主的神經衰弱得患者，在其發病過程中，多兼嘔吐吞酸、納差、胸悶噯氣、脘腹脹滿、大便失調等胃氣不和症狀。中醫上說「胃不和則寢不安」就是指如果腸胃不好的人，睡眠肯定不會很好。胃不和，是指胃病和胃腸不適；臥不安就是指睡眠障礙，表現為入睡困難或睡眠不深、易驚醒、醒後不易入睡或夜臥多夢、早醒、而醒後感到疲乏或缺乏清醒感等。一般患有慢性胃炎、腸炎、胃潰瘍、十二指腸潰瘍急性期失眠症的患者，大部分晚上極不易入睡，而睡後易醒，睡眠時間少於 4 小時，許多患者出現多夢，睡眠不實，難入眠，起床後頭昏、乏力、記憶力差。可見，「胃不和」確實與睡眠障礙有著密切的關係。因脾胃位居中焦，為氣機升降之樞紐。若飲食不節，而損傷腸胃，則會聚濕成飲，醸熱生痰，或宿食停滯，濁氣不降，壅遏於中，上擾胸膈，心神不安而致失眠。

此時所選取的主要穴位為點按：四神聰穴（距百會穴前後左右各一寸）、神門穴（掌側腕橫紋尺側端，尺側腕屈肌腱橈側緣）、三陰交穴（內踝尖上 3 寸，脛骨內側緣後方）、胃俞穴（第十二胸椎棘突下，旁開 1.5 寸）、足三里穴（犢鼻下 3 寸，距脛骨前緣外側一橫指）。而它有一特定有效穴位為「公孫」穴（在腳內側，也就是大腳趾關節後邊有一個突出的骨頭，就在這個骨頭後的凹陷處），它是人體的八脈交會穴之一的「沖脈之會」。沖脈為經脈之海，其特點是「主滲灌溪谷」；同時它也是脾經的「絡穴」，是十分重要的穴位。「公孫者，輩分也。」脾經屬土，其父為火，其公為木，其子為金，其孫為水。意思是指本穴為脾經與沖脈的氣血相會後化成了水濕風氣，本穴有聯絡脾胃二經各部氣血的作用。此穴能調動脾經的運化能力，不僅能抑制胃酸和促進小腸蠕動，還能治療婦科病，有通氣和活血化瘀之效，如配合

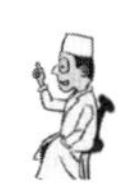

推腹法效果更好。

96、心悸不安，頭暈耳鳴引起的失眠怎樣透過按摩手法治療？

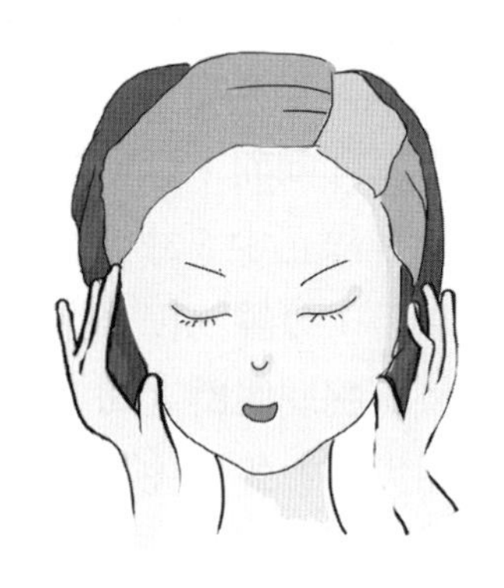

如果患者出現心煩不寐，頭暈耳鳴，心悸不安，神疲健忘，五心煩熱，腰痠夢遺，口乾津少，那麼患者則屬於陰虛火旺。

中醫認為失眠的病理變化總屬陽盛陰衰，主要病變臟腑在於心腦，與肝脾腎臟腑有關。而督脈與心腦及人體的陽氣均有密切的聯繫。督脈為「十二經之海」，它統領著背部之陽及諸陽經，為「陽脈之海」。督脈與心腦的關係也非常密切。督脈之循行一以行脊正中入腦；一以貫臍以貫心。失眠與督脈之神息息相關。因此督脈為病，心腦功能就會紊亂，陰陽失衡，外邪易襲，邪居五臟，衛氣抗邪，而致邪不得出，內擾臟腑，心神不寧，則容易出現失眠症狀。治療時當以健腦安神為本。治療時，用推拿手法重點在督脈治療可以疏通諸經脈，達到潛陽而益陰，陰陽調和，則氣血調和，從而起到寧心安神的作用。足太陽膀胱經入腦絡，為各臟腑背腧穴之所在，故推按足太陽膀胱經，刺激其各腧穴，可以產生調節各臟腑功能，從而起到寧心安神的作用。因此，推拿督脈及足太陽膀胱經各穴可以使陰陽平衡，神有所主，則心神得安。

具體操作如下，首先醫者中指分別點按太陽穴（眉梢與目外眥之間向後約 1 寸凹陷處）、聽宮穴（耳屏前，下頜骨髁突後方，張口呈凹陷處）各 1 分鐘，接著拇指、食指分別點按頭維穴（額角髮際上 1.5 寸，距頭正中線 4.5 寸）、角孫穴（折耳郭向前，耳尖至上如髮髻處）各 1 分鐘，隨後百會穴（前髮際正中 5 寸）及四神聰穴（百會穴前後左右各 1 寸取穴）各 1 分鐘，按著點按內關穴（腕橫紋上 2 寸，掌長肌腱與橈側腕屈肌腱之間）及勞宮穴（第三掌骨橈側，握拳屈指中指尖下）各 30 秒，最後點按足三里穴（犢鼻下 3 寸，旁開 1.5 寸）及三陰交穴（內踝尖上 3 寸，脛骨內側緣後方）各 30 秒。

97、急躁易怒引起的失眠怎樣透過按摩手法治療？

如果患者出現急躁易怒，不思飲食，目赤口苦，口渴喜飲，大便祕結，小便赤黃，夜不能寐，那麼患者則屬於肝火上炎。肝經氣火上逆所表現的症候，多因情志不遂或肝鬱化

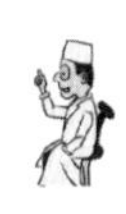

火，或熱邪內犯等引起。臨床表現為頭暈脹痛、口苦口乾、面紅目赤、脇肋灼痛、急躁易怒、不眠或惡夢不斷、便祕尿黃、吐血衄血、耳鳴如潮或耳內腫痛流膿、舌紅苔黃、脈弦數。肝火上炎證，一般以肝膽經所循行部位的頭、目、耳、脅所表現的實火熾盛為特徵。火性炎上，則肝火上攻頭目，故出現頭暈脹痛、面紅目赤；肝熱傳膽，則膽熱上行，故見耳鳴如潮、耳道紅腫熱痛，膽氣上溢則會口苦；火熱傷津，則見口乾、便祕尿黃；肝失條達，則見急躁易怒；火擾心神，則致失眠、多夢；肝火內熾，氣血壅滯肝絡，則脇肋部出現灼熱疼痛；火熱迫血妄行可致出血。舌紅苔黃、脈弦數，為肝經實火熾盛之象。治宜清瀉肝火，

具體操作如下：點按頭部穴位印堂穴（兩眉頭之間）、四神聰穴（百會穴前後左右各 1 寸取穴），上肢穴位神門穴（掌側腕橫紋尺側端，尺側腕屈肌腱橈側緣），下肢穴位行間穴（第一、二趾之間，趾蹼緣後方赤白肉際處）、俠溪穴（第四、五趾之間，趾蹼緣後方赤白肉際處）。

同時配以拔罐效果更佳：自項至腰部足太陽經背部側線；或用火罐自上而下行走罐，以皮膚潮紅為度。

本病與情志因素有著密切的關係，若能重視精神調攝和講究睡眠品質，對本病具有積極的預防意義。平時應注意保持樂觀向上的態度，使心情愉快，積極消除恐懼及顧慮，不過度奢望，避免情緒太過波動。同時可加強體育鍛鍊，睡前不喝濃茶、咖啡，不飲菸酒，養成良好的生活習慣，居住環

境避免或消除噪音。

98、心悸膽怯、易驚醒引起的失眠怎樣透過按摩手法治療？

失眠的發生，有得因思慮勞倦太過，導致心脾虧損，或心膽虛怯；有的因飲食痰濁壅遏中焦，導致胃中不和等症狀，其形成總由血氣、臟腑功能失調，或邪氣擾亂所致。其病變表現雖然主要在心，但與肝、脾、腎等臟腑有關。如果患者表現為不寐多夢、心悸膽怯、易於驚醒、遇事善驚、氣短倦怠、小便清長，舌淡、脈弦細，那麼患者則屬於心膽虛怯。心虛則神魂不安，而膽虛則善驚易怒，故會出現心悸不寐，觸事易驚，寐中多夢，舌質淡，脈弦細，此屬血虛氣少之象。治宜益氣鎮驚、安神定志。治法如下：

⑴雙手掌前後，左右對擠枕額與兩顳部，雙拇指、食指相對用力按壓雙風池穴（胸鎖乳突肌與斜方肌上端之間凹陷處）、頭維穴（額角髮際上 0.5 寸，距頭正中線 4.5 寸）。

⑵單手掌心向下置於百會穴（前髮際正中直上5寸）上，緩緩轉動，另手空拳扣擊，手轉一圈，拳擊 4 次，用力要輕柔。

⑶單手多指拿揉頭頂兩側膽經路線，雙手四指併攏同揉雙太陽穴（眉梢與目外眦之間向後約 1 寸凹陷處），兩手中

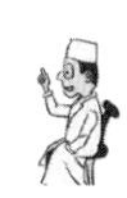

指同撥兩側顳前動脈。

⑷兩手五指分出，指關節屈曲，交替推抖，輕輕拍擊頭頸部（從前額推至後枕）；兩手側指敲擊，多指抓拿，指關節碰擊頭部、額、及顳部。

⑸雙手食指或中指端自中線向兩側分別按壓枕骨下緣，並重取安眠穴，單手多指揉拿頸肌。

⑹隨後點按上肢郤門穴（掌長肌腱與橈側腕屈肌腱之間，腕橫紋上 5 寸）、內關穴（掌長肌腱與橈側腕屈肌腱之間，腕橫紋上 2 寸），下肢太沖穴（第一蹠骨間隙後方凹陷中）、行間穴（第一、二趾之間，趾蹼緣後方赤白肉際處）各 30 秒。

⑺雙手交替按壓四肢屈肌面，雙拇指同時按壓雙內關穴（掌長肌腱與橈側腕屈肌腱之間，腕橫紋上 2 寸），神門穴（掌側腕橫紋尺側端，尺側腕屈肌腱橈側緣）。

⑻單手多指撥，揉肩胛間區，兩手指快速節律敲擊以上部位及兩肩。

⑼雙掌沿膀胱經路線，從肩推至跟腱或沿膽經路線，從兩脅推至踝。

⑽雙拇指交替按壓夾背胸 1 至胸 7 段。

⑾主要點按背部心俞穴（第五胸椎棘突下，旁開 1.5 寸）、膽俞穴（第十胸椎棘突下，旁開 1.5 寸），上肢神門穴（掌側腕橫紋尺側端，尺側腕屈肌腱橈側緣），下肢三陰交穴（內踝尖上 3 寸，脛骨內側緣後方）各 1 分鐘。

⑿雙掌重疊按壓背腰部膀胱經內側線，雙拇指重疊撥以上部位。

⒀用單手小魚際和指掌關節著力，滾揉上腹，單拇指按揉中脘穴（前正中線，臍中上4寸）。

⒁雙拇指揉兩小腿胃經路線，同點足三里穴（犢鼻下3寸，距脛骨前緣外側一橫指）。

99、情志所傷引起的失眠怎樣透過按摩手法治療？

如果患者表現為不能寐、性情急躁易怒、食少口渴、大便祕結、小便黃赤；舌紅、苔黃、脈弦而數，那麼患者則屬於情志所傷引起的失眠。

失眠有多種，導致失眠的原因也有多種，中醫專家指出情志不佳也是失眠的一個原因，這也就是生活中很多人心情不好睡不著的情況，這個時候治療失眠關鍵則是疏肝瀉火。中醫認為情志不舒，肝鬱化火，熱擾心神則不寐；憂愁思慮過度，傷脾而生痰熱，亦可同時擾動心神而致失眠；久病耗傷而致心脾兩虛，神明

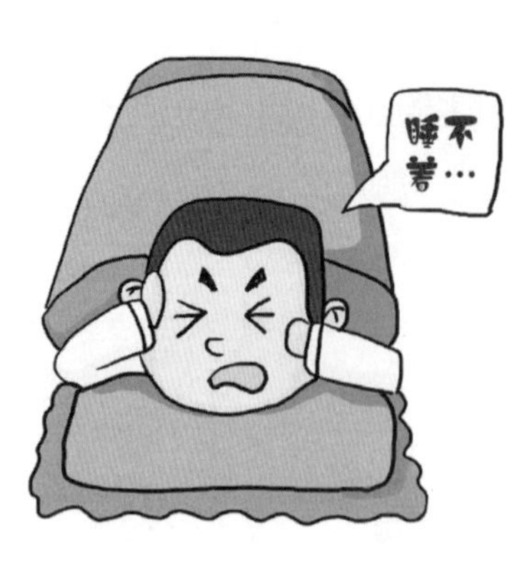

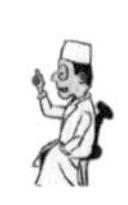

失養則是引起失眠的重要原因；若腎陰虛於下，不能收斂心陽，心火獨亢於上是常見的失眠病因。現代人面臨著學習、工作、生活等多方面的壓力，很多不良情緒則無法得到及時排解、釋放，時間一久就會成了失眠的罪魁禍首。

失眠是由情志而來，損及臟腑。如果想擁有好睡眠則必須祛痰清熱、疏肝瀉火、滋陰降火、溫膽益氣、健脾寧心，則為虛則補之、實則瀉之。治宜疏肝泄熱，佐以安神。

其治療方法為：主要點按背部肝俞穴（第九胸椎棘突下，旁開 1.5 寸）、膽俞穴（第十胸椎棘突下，旁開 1.5 寸），下肢太沖穴（第一蹠骨間隙後方凹陷處）、足三里穴（犢鼻下 3 寸，距脛骨前緣外側一橫指）各 1 分鐘，隨後點按頭部百會穴（前髮際正中直上 5 寸）、上肢風池穴（胸鎖乳突肌與斜方肌上端之間凹陷處）、背部腎俞穴（第二腰椎棘突下，旁開 1.5 寸）、下肢行間穴（第一、二趾之間，趾蹼緣後方赤白肉際處）各 30 秒。

還有一套簡易的按摩法，操作如下：

⑴睡前搓湧泉穴（足底心，前 1/3 與後 2/3 交界凹陷處）：每日臨睡前仰臥位，微屈小腿，兩足心緊貼床面，做上下摩擦動作。

⑵揉捻耳垂：雙手拇指和食指分別捏住雙側的耳垂部位，輕輕地捻揉，從而產生痠脹和疼痛的感覺，揉捻約 1 分鐘。

⑶梳頭法：用指叩法，雙手彎曲，四指垂直叩擊頭皮，

方向為前髮際—頭頂—後頭—項部，左中右三行。每天5～10次，每次至少10分鐘。也可用梳子代替手指。

100、按摩可以治療頑固性失眠嗎？

失眠的分類中，頑固性失眠是一種常見病，而且與繼發性失眠相比，它的治療難度相對更大。頑固性失眠往往多由於心理因素引起，臨床主要表現為入睡困難以及維持睡眠困難、日間疲倦感、一到夜晚越想盡快入睡卻越難以入睡，不知不覺中加重了心理衝突，產生緊張焦慮情緒，出現情緒不穩、過度擔心，自覺痛苦更導致失眠，從而形成惡性循環。一些心理實驗研究發現，頑固性失眠主要是由於失眠者入睡前對入睡和睡眠品質、睡眠時外界聲音的干擾、早醒等現象的過敏情緒反應以及過度的焦慮、緊張情緒而引發的。

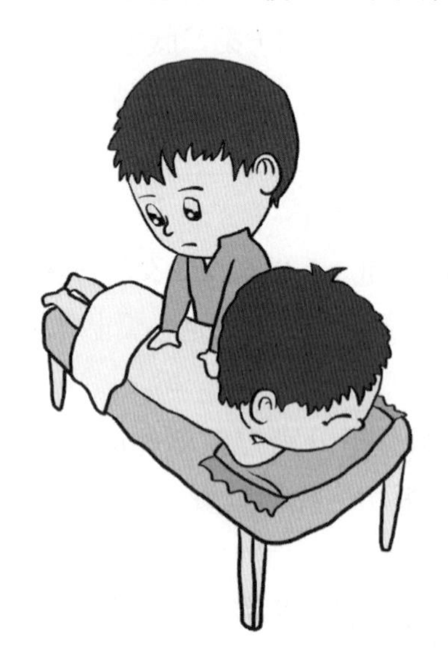

焦慮頑固性失眠症症狀特徵：這是一種由於持續性不安、緊張、恐懼等的情緒障礙而出現莫名其妙的緊張和不安，其精神狀態可表現為疑慮或憂慮、

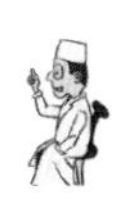

抑鬱、整天提心吊膽，戰戰兢兢、惶惶然有如大難臨頭，緊張不安，常因小事而煩惱，發脾氣、自責、坐立不安。

由於焦慮情緒的影響引起腎氣不足，氣血虧虛和導致陰陽失調，使臟腑功能不能得到正常運行，西醫稱之為植物神經功能失調，出現心悸、心跳快、呼吸急促，胸部有壓迫感，咽部阻塞感，肌肉收縮、顫抖，腹脹腹瀉，尿急尿頻，手腳心多汗，四肢無力麻木等症狀，此外也有焦慮的表現，以及背部有發熱感，腰腿痠軟、耳鳴、表情呆鈍等症。患焦慮症的病人大都存在有程度不同的睡眠障礙，而焦慮頑固性失眠以入睡困難為最突出的臨床症狀，表現為患者平臥於床上時，始終不得眠，越想越興奮，越興奮越睡不著，長期如此惡性循環致使出現腎氣陰虛、肝陽上亢，引起恐懼症，一到晚上就始終處於思考狀態，無時無刻不在擔心自己不能安然入睡，結果導致真的不能入睡。這樣惡性循環的結果便造成了焦慮頑固性失眠。如不能及時得到緩解和治療，其後果是很嚴重的。

中醫治療焦慮性頑固性失眠，已有幾千年的歷史，從《黃帝內經》到《本草綱目》，都有相關藥物及配方的記載。按摩治療焦慮性失眠，與西藥相比其最大的優點在於，可以從病理上進行根治。

操作時應注意初期手法應輕柔，適當時配以音樂輔助。治法有：失眠嚴重者可多按揉頭部穴位百會穴（前髮際正中直上 5 寸）、安眠穴（耳垂後的凹陷與枕骨下的凹陷連線中點處）和神門穴（掌側腕橫紋尺側端，尺側腕屈肌腱橈側緣），背部肝俞穴（第九胸椎棘突下，旁開 1.5 寸）、心俞穴（第五胸椎棘突下，旁開 1.5 寸）位；夢多不寧者，可重點治頭部百會穴（前髮際正中直上 5 寸）、太陽穴（眉梢與目外眦之間向後約 1 寸凹陷處），足部太溪穴（內踝尖與跟腱之間凹陷處）、湧泉穴（足底心，前 1/3 與後 2/3 交界凹陷處）等。

另有一種足底按摩法：患者仰臥，全身放鬆 10 分鐘。取足部主要反射區：腎臟、腎上腺、腹腔神經叢、膀胱、排尿管、尿道；重點反射區：大腦、小腦、腦垂體、心、小腸、腹腔神經叢、三叉神經、性腺；輔助反射區：眼、頸椎、肩胛骨、胃、肝、甲狀腺、腎臟、腎上腺、肋、骨、淋巴結、橫膈膜、排尿管、膀胱、尿道。採用點、刮、搓、揉、按等手法對反射區進行刺激，重點反射區需按摩 10 ～ 20 遍。

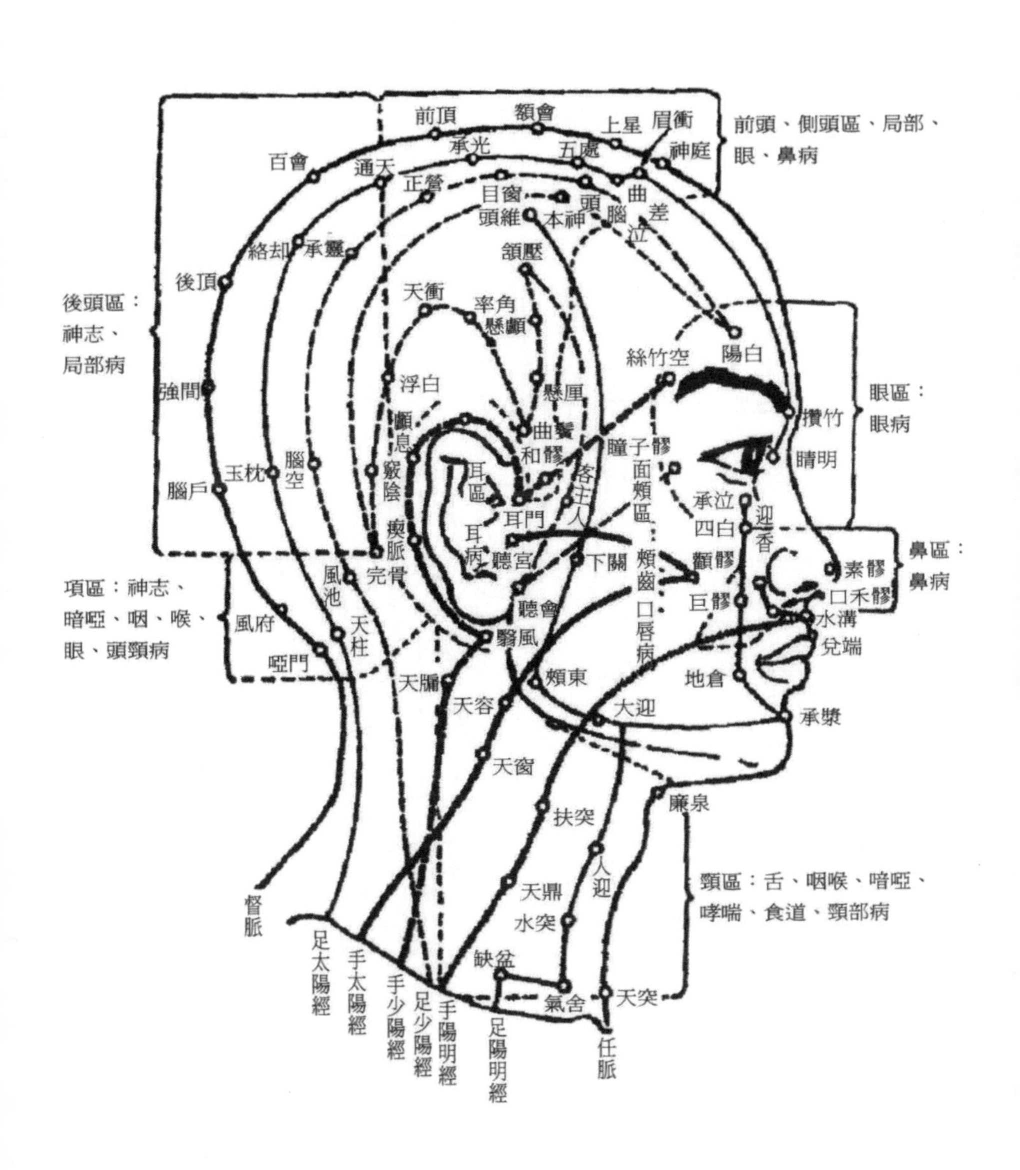
前頂
額會
上星
眉衝
前頭、側頭區、局部、
眼、鼻病
百會
通天
承光
五處
神庭
正營
目窗
頭
曲
頭維
本神
腦
差
泣
絡却
承靈
後頂
頷厭
後頭區：
神志、
局部病
天衝
率角
懸顱
陽白
絲竹空
浮白
懸厘
眼區：
眼病
強間
顱息
曲鬢
攢竹
和髎
瞳子髎
睛明
腦空
玉枕
竅陰
耳區
客主人
面頰區
腦戶
耳門
承泣
迎香
四白
瘈脈
耳病
聽宮
下關
頰齒
鼻區：
鼻病
顴髎
素髎
項區：神志、
暗啞、咽、喉、
眼、頭頸病
風池
完骨
口唇病
口禾髎
巨髎
水溝
聽會
風府
天柱
翳風
兌端
啞門
地倉
天牖
頰車
天容
大迎
承漿
天窗
廉泉
扶突
人迎
頸區：舌、咽喉、喑啞、
哮喘、食道、頸部病
天鼎
督脈
水突
缺盆
足太陽經
手太陽經
手少陽經
足少陽經
手陽明經
足陽明經
氣舍
天突
任脈

【附錄一】　頭面穴位圖

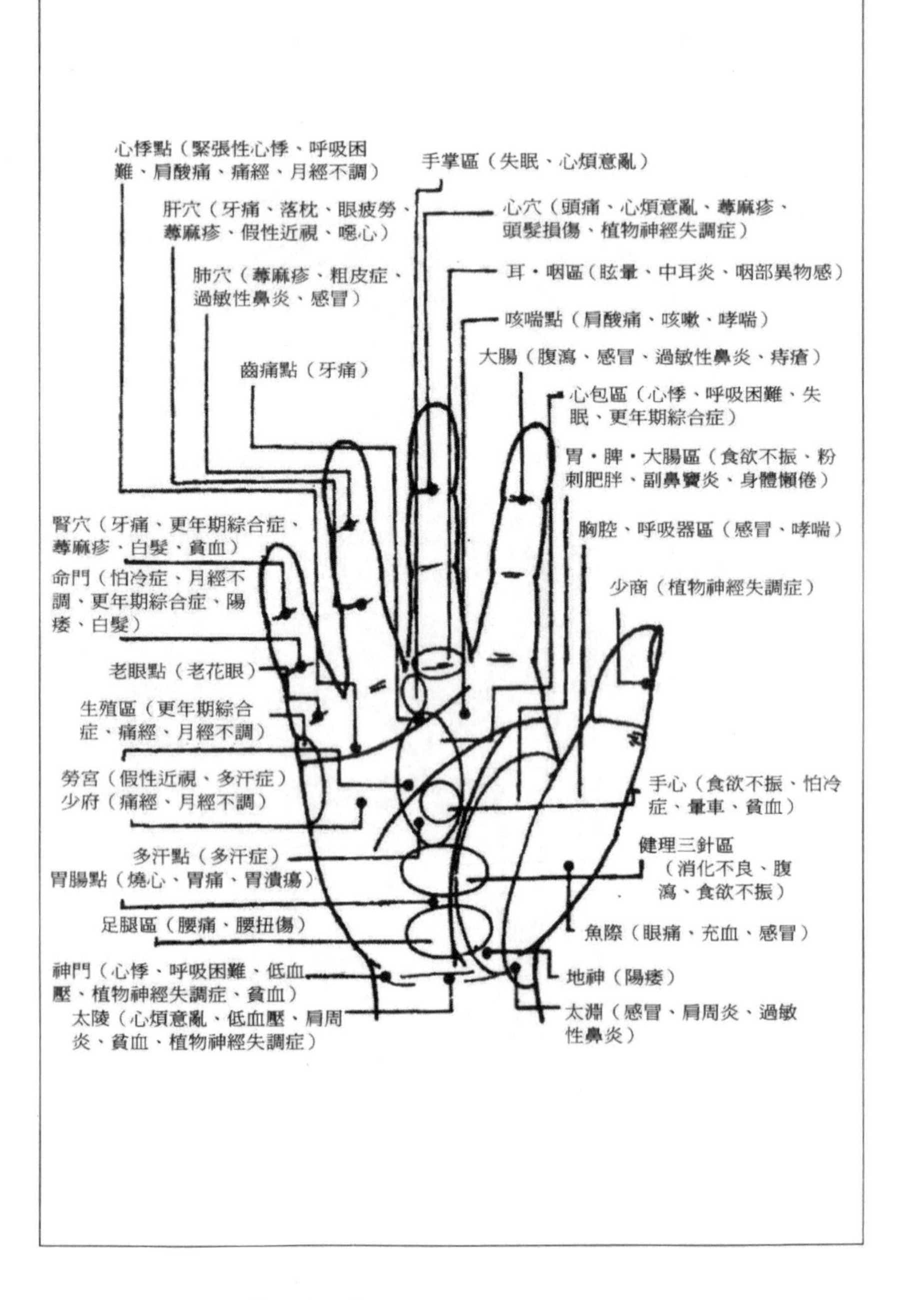

【附錄二】 手鐐穴位圖（手掌圖）

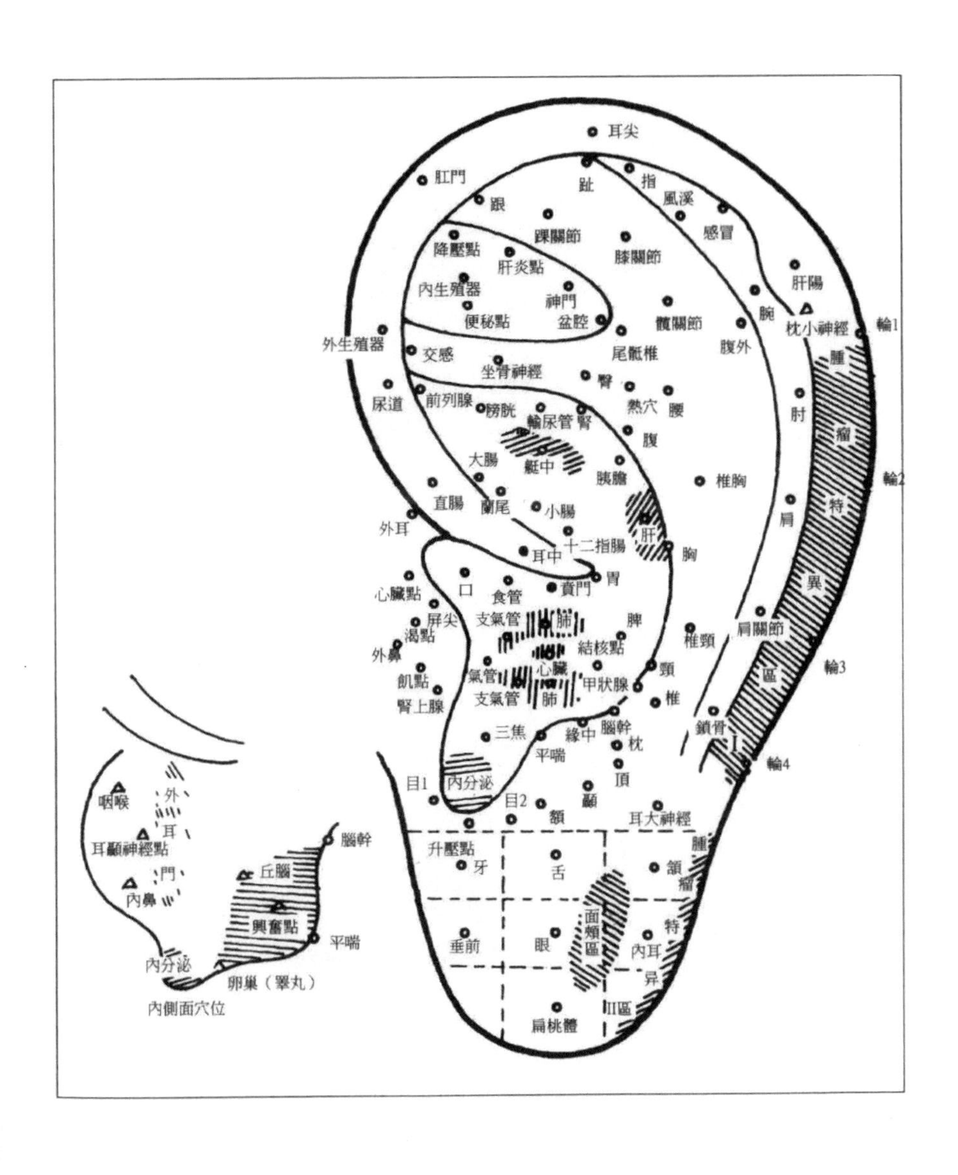

【附錄三】 耳部穴位與反射區圖

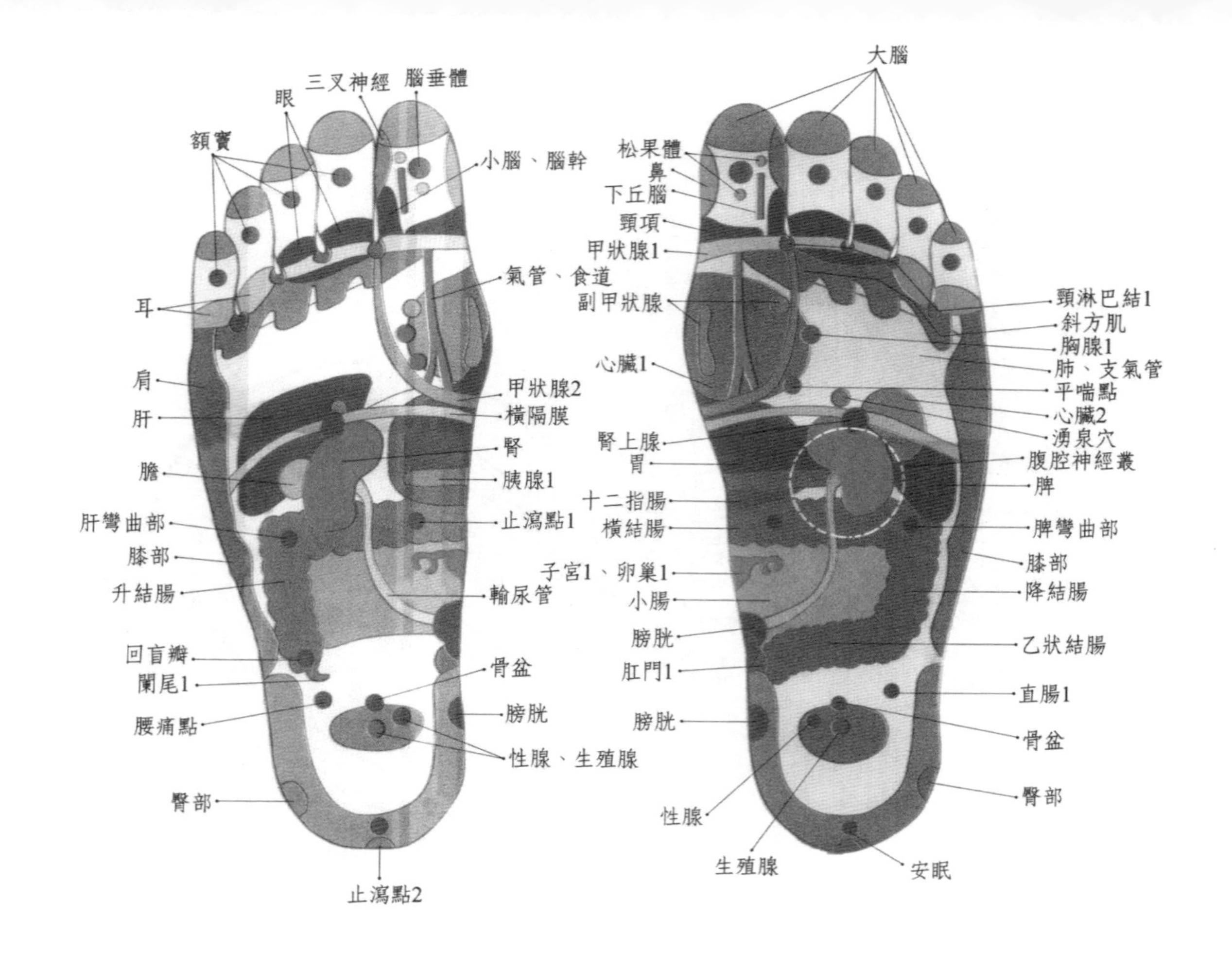

額竇
眼
三叉神經
腦垂體
小腦、腦幹
耳
氣管、食道
肩
肝
甲狀腺2
橫隔膜
腎
膽
胰腺1
肝彎曲部
止瀉點1
膝部
升結腸
輸尿管
回盲瓣
闌尾1
骨盆
腰痛點
膀胱
性腺、生殖腺
臀部
止瀉點2
大腦
松果體
鼻
下丘腦
頸項
甲狀腺1
副甲狀腺
頸淋巴結1
斜方肌
胸腺1
心臟1
肺、支氣管
平喘點
心臟2
腎上腺
湧泉穴
胃
腹腔神經叢
脾
十二指腸
橫結腸
脾彎曲部
膝部
子宮1、卵巢1
降結腸
小腸
膀胱
乙狀結腸
肛門1
直腸1
膀胱
骨盆
臀部
性腺
生殖腺
安眠

【附錄四】 足底反射區圖

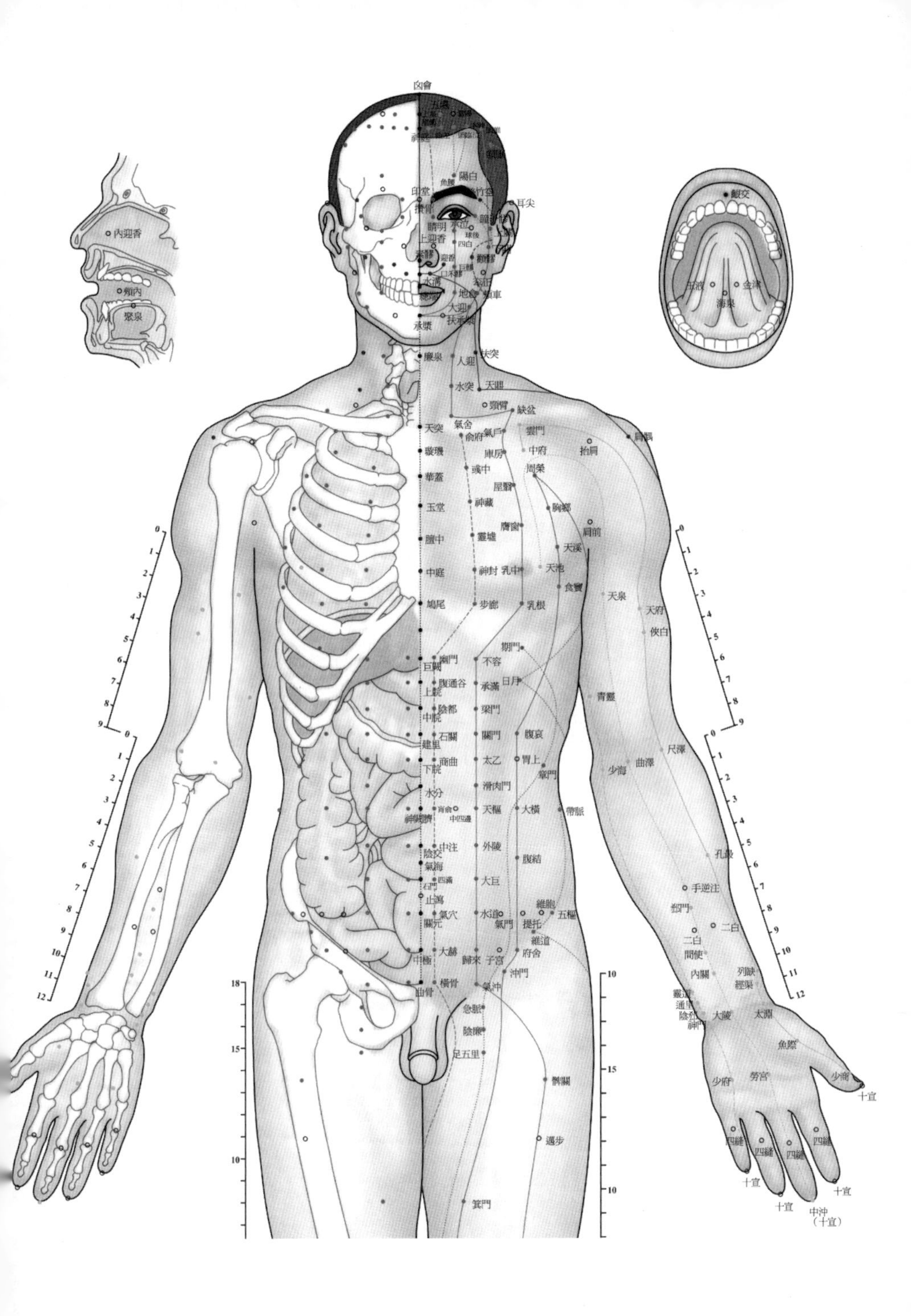

【附錄五之一】 最新國際標準針灸穴位圖（正面）

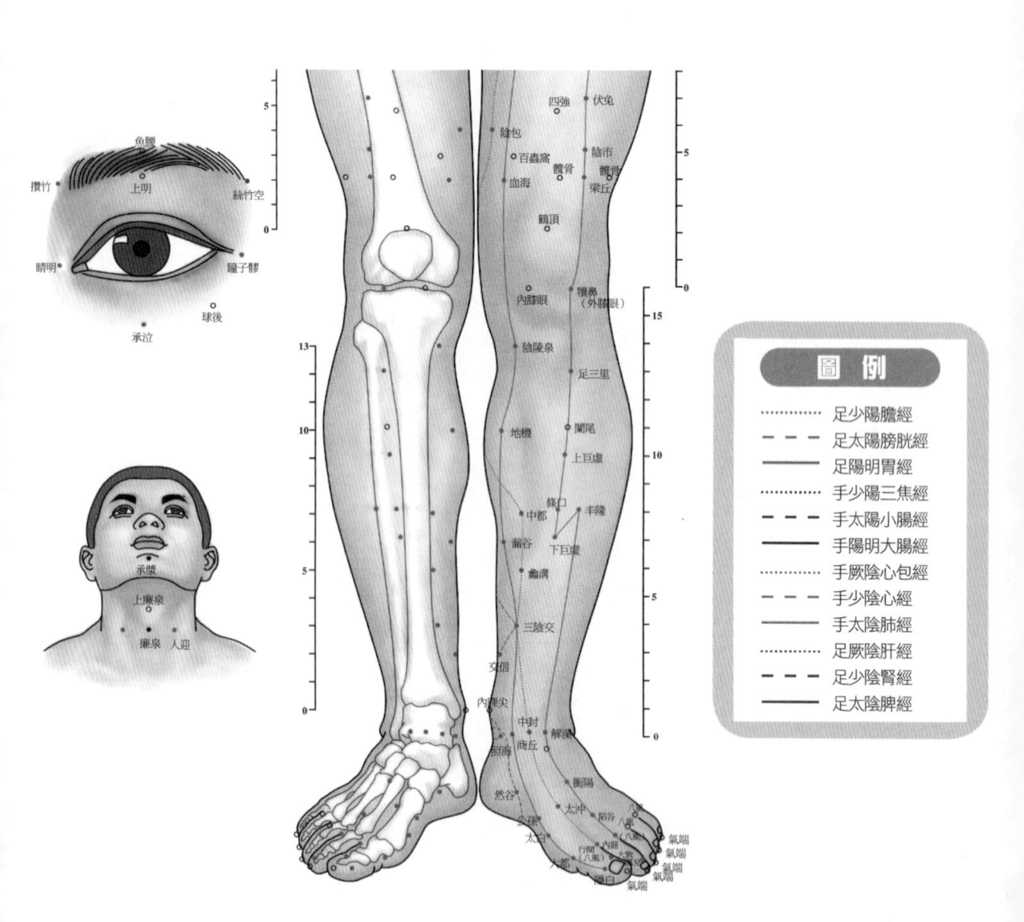

【附錄五之二】 最新國際標準針灸穴位圖（正面）

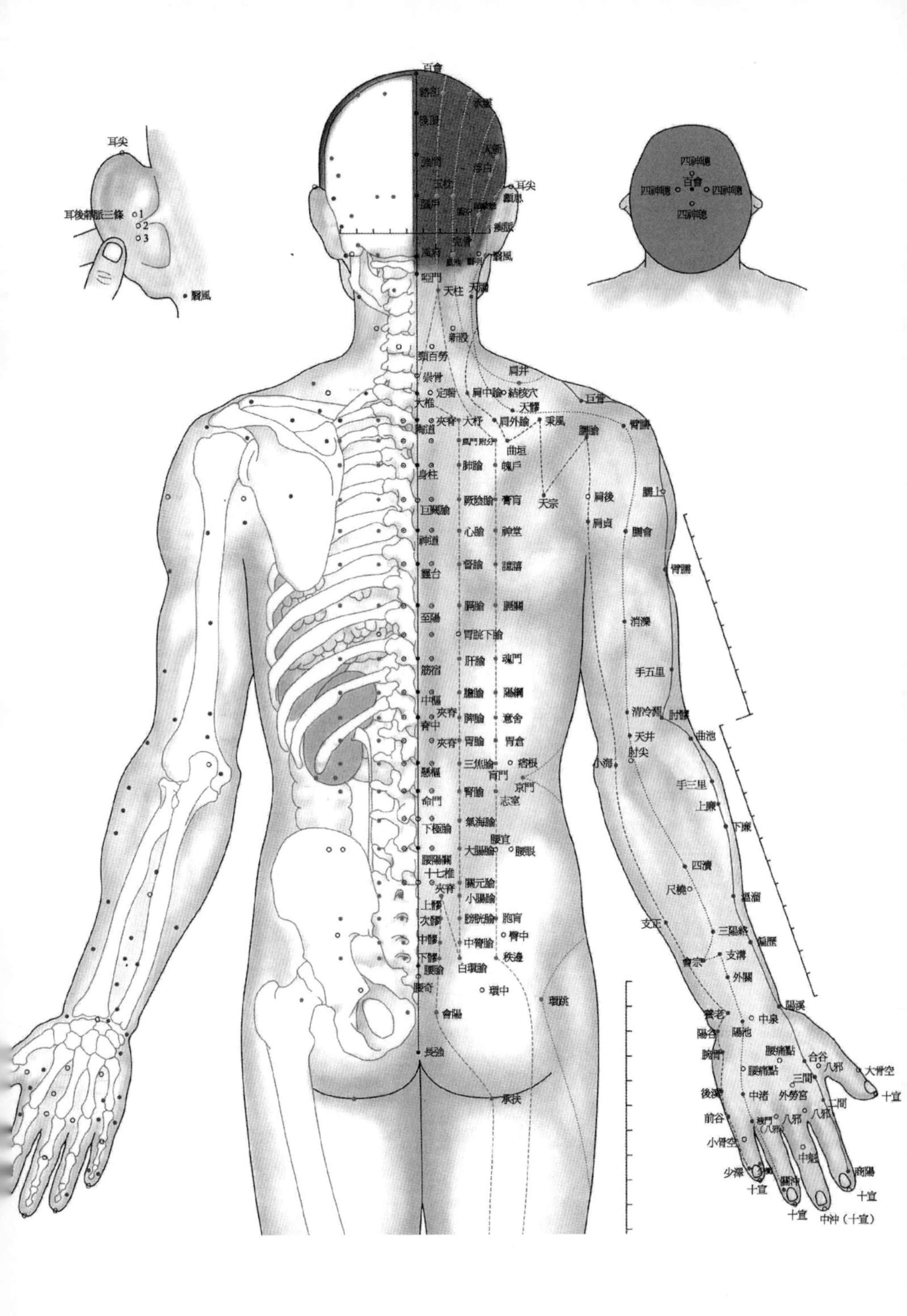

【附錄六之一】 最新國際標準針灸穴位圖（背面）

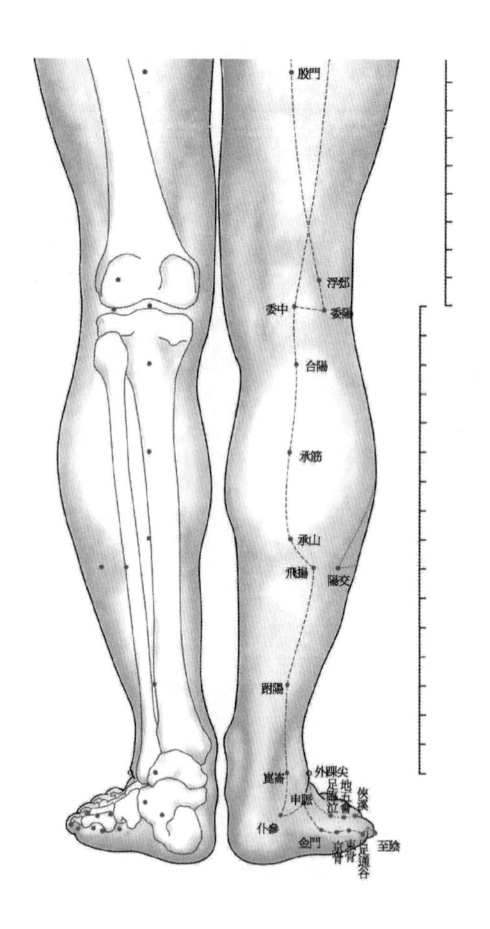

【附錄六之二】　最新國際標準針灸穴位圖（背面）

國家圖書館出版品預行編目資料

應對失眠的簡單療癒疑問巧答100/杜永成、黃立坤醫師作.－－初版.－－新北市：華志文化，2015.04
面；　公分.－－（醫學健康館；02）
ISBN　978-986-5636-14-2（平裝）

1.失眠症　2.問題集

415.9983022　　104002831

華志文化事業有限公司
系列／醫學健康館002
書名／應對失眠的簡單療癒疑問巧答一〇〇

作者　杜永成、黃立坤醫師
執行編輯　林雅婷
美術編輯　黃美惠
封面設計　黃雲華
文字校對　陳麗鳳
企劃執行　康敏才
總編輯　黃志中
社長　楊凱翔
出版者　華志文化事業有限公司
電子信箱　huachihbook@yahoo.com.tw
地址　116台北市文山區興隆路四段九十六巷三弄六號四樓
電話　02-22341779
排版印刷　辰皓國際出版製作有限公司

總經銷商　旭昇圖書有限公司
地址　235新北市中和區中山路二段三五二號二樓
電話　02-22451480
傳真　02-22451479
郵政劃撥　戶名：旭昇圖書有限公司（帳號：12935041）
電子信箱　s1686688@ms31.hinet.net

出版日期　西元二〇一五年四月初版第一刷
售價　二二〇元

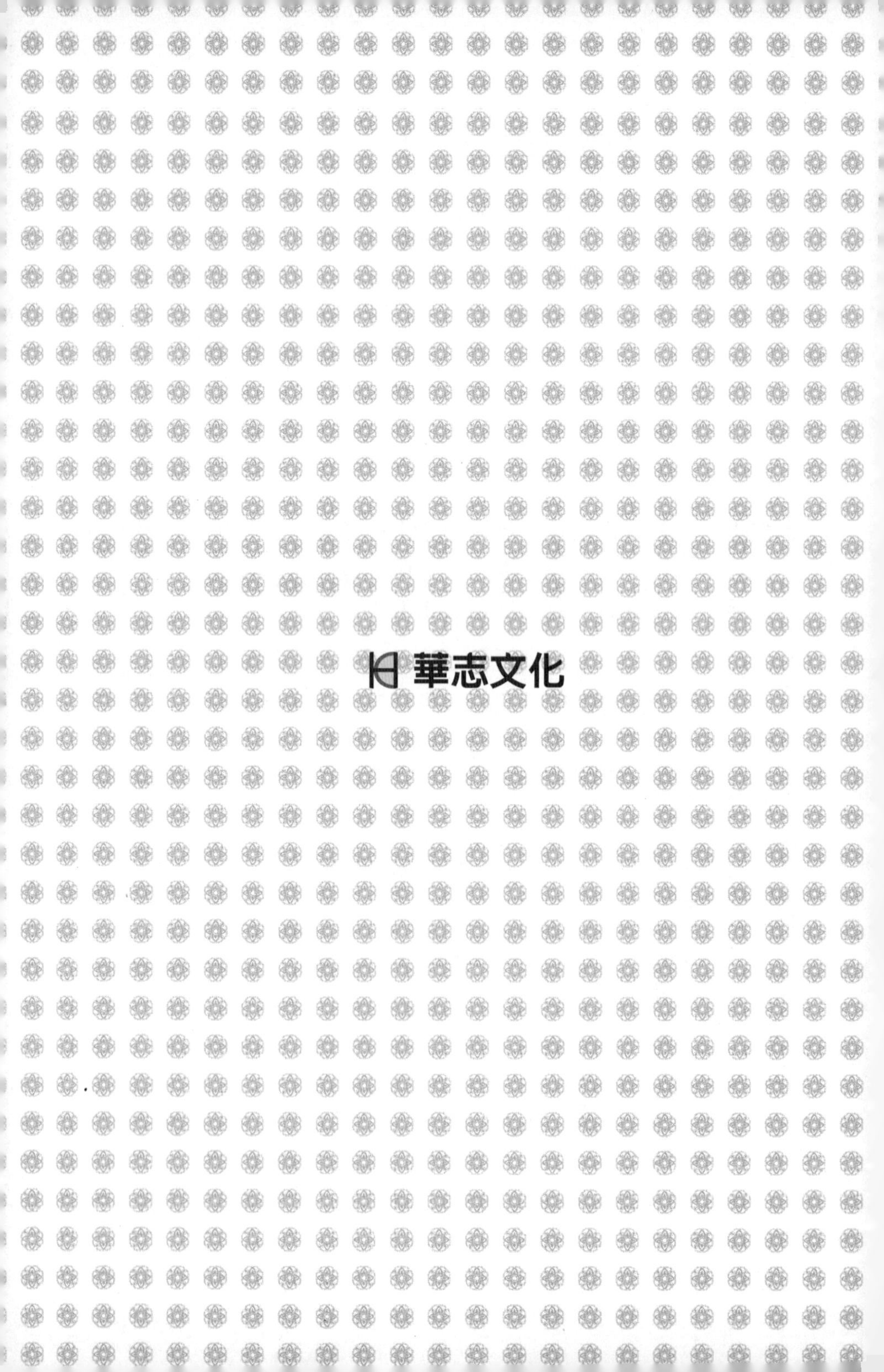
華志文化